골반을 내려야만 척추가 산다

만병을 다스리는 핵심, 우리 몸의 기둥 척추

박진영 한의사가 들려주는 척추 그 두 번째 이야기

올라간 골반이 문제였다!

골반을 내려야만 척추가 산다!

박진영 지음

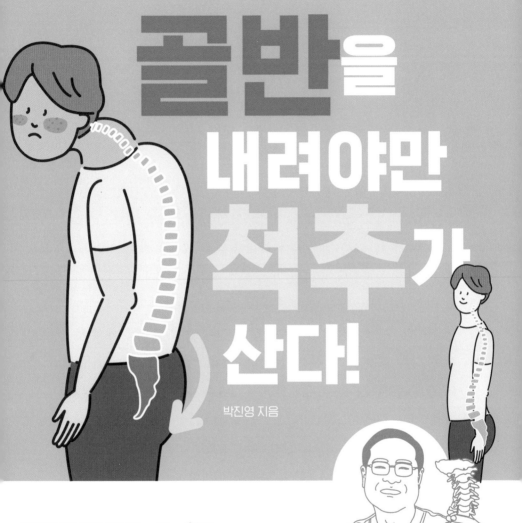

틀어지고 굽어진 목 - 등 - 허리
MRI, CT, X-ray에도 나오지 않는 질병과 통증!

하반신추下盤伸椎가 답이다!

오늘도 올라간 골반 은 놔둔 채
통증과 질병의 고통으로 헤매이는 사람들에게

바른북스

골반을 내리고 척추를 펴는 것이 치료의 첫걸음이다.

《뼈는 거짓말하지 않는다》를 펴내고 나서 많은 변화가 있었다. 그 중 가장 놀라웠던 변화는 바로 환자들에게 있었다. 저자의 책을 읽은 환자와 그렇지 않은 환자 사이의 치료효과가 확연히 달랐던 것이다. 예전에는 의료인의 말을 완전히 이해하지 못한 채 수동적으로 치료를 받는 환자들이 많았다. 하지만《뼈는 거짓말하지 않는다》를 출간한 이후 '통증과 질병'에 대한 저자의 식견을 이해하는 환자들이 늘어났다. 의료인의 식견을 이해하고 자신의 상태를 보다 구체적으로 파악하니 환자 자신도 능동적으로 치료에 임하게 되었다. 이렇게 생각하면 '환자들의 변화'는 어쩌면 당연한 결과일지도 모른다.

이에 저자는 더욱 알기 쉽고 편한 책을 내어서 통증 및 질병에 대한 이해를 도와야겠다는 생각을 하게 되었다. 아무리 좋은 방법이라도 알려지지 않으면 사장되기 쉽다. 가장 중요한 것은 환자의 이해다. 환자가 이해하고 직접 실행할 수 있는 효율적인 정보를 담아야 한다.

책이 발간된 이후, 전국적으로 많은 분들이 '통증과 질병의 원인'을 이해하고 내원하셨다. 이것만 해도 참 뿌듯한 성과다. 하지만 여기서 멈출 수는 없다.

"치료를 받는 중에 혼자서 할 수 있는 운동법은 무엇인가요?"
"어떻게 하면 골반을 내릴 수 있을까요?"

환자들의 공통된 두 가지 물음에 저자는 다시 펜을 들었다. 그리하여 이번에는 누구나 쉽게 실천할 수 있는 '척추 건강에 도움이 되는 방법'들을 알리고자 이 책을 쓰게 되었다.

물론 올바른 자세나 운동법에 대해서는 저자보다 더 탁월하고 높은 식견을 가지신 분들이 적지 않을 것으로 생각한다. 하지만 이 책에서 다루는 내용들은 현재 우리 세대만이 아니라 앞으로 자라나는 미래 세대의 바른 척추 건강을 위한 것이기도 하다. 단지, 이 책을 통해 현재의 생활습관과 잘못된 자세로 인해 누구라도 통증과 질병에 고통받을 수 있다는 것을 알리고, 생활 속의 통증과 질병을 본인 스스로 관리하고 예방할 수 있으면 하는 바람이다. 소소한 마음을 실어서 표현하였으므로 혹시 틀리거나 잘못된 점이 있더라도 너그러이 봐주시고 많은 지도편달을 부탁드리는 바이다.

이 척추 교정법의 명칭을 어떻게 칭할 것인가로 고민을 많이 하였다. 많은 이름을 고민하였지만 결국 **'하반신추**(下盤伸椎) **요법'**으로 정하였다.

下盤(아래 하, 골반 반), **伸椎**(펼 신, 척추 추)

즉 골반을 내리고 척추를 펴서 통증과 질병을 치료하자는 요법이다.

하반신추(下盤伸椎)는 현재 많은 한의사들이 함께 공부하며 연구하고 있는 요법이다. 방법은 조금씩 다를지라도 큰 틀에서 보면 환자를 진정으로 위하는 길이 아닌가 싶다.

이 요법이 쉽게 보여도 정말로 고달프고 힘이 드는 건 사실이다. 백 명이 배우면 그중에 단 몇 명 정도만이 비로소 능숙하게 임상에 쓴다는 말이 있을 정도이다.

최근 치료과정 및 치료결과의 불만이나 의료사고 등으로 인한 의료인과 환자와의 갈등이 말로 표현하기가 어려울 정도로 심해졌다.

이러한 사회에서 과감한 치료를 하기란 쉽지 않다. 하지만 그렇다고 해서 방어 진료가 우선시된다면 환자의 입장에서도 의료인의 입장에서도 안타깝고 슬플 뿐이다. 편한 길을 버리고 외롭고 어려운 길을 가야만 하는 운명이라면 피하지 말고 당당하게 걸어나가야 한다.

진료를 하다 보면 한의학적인 치료를 잘 모르거나 무시하는 사람들에게 영향을 받는 환자들이 많이 있다. 한약을 무조건 거부하거나 한의학적 치료를 증거중심의학(EBM, Evidence-Based Medicine)이 아니라고 폄훼하는 사람들이 있는데 그들에게 하고 싶은 말이 있다.

산골짜기에 사는 사람들은 해가 산에서 떠서 산으로 진다고 한다.
섬에 사는 사람들은 해가 바다에서 떠서 바다로 진다고 한다.

해가 동쪽에서 떠서 서쪽으로 진다는 진실은 모두가 아는 진실이지만 이 또한 저마다의 진실이다.

양의학 교과서에서는 '치료효과 부작용 예후의 임상연구' 등 과학적 결과에 의거하여 시행하는 의료를 증거중심의학이라고 명시한다. 하지만 큰 대학병원을 모두 전전하고도 통증과 질병이 해결되지 않는 것에 더해 근본 원인조차 모르겠다며 오는 환자들이 많다. 이들을 진료하면서 항상 느끼는 바는 통증과 질병의 근본 원인 대부분이 바로 **올라간 골반과 굽은 척추의 문제**라는 사실이었다.

마주한 자리에서 골반의 위치와 굽은 등을 표시해가며 설명하면 환자들은 통증의 근본 원인을 훨씬 빠르게 이해한다. 오랫동안 아프던 사람이 느끼는 감이라고 해야 하는지, 빨리 이해가 되면 치료의 길도 빨리 열리게 되어 있다. 일곱 번 정도의 치료 후 경과를 보면 '골반이 내려간 만큼, 척추가 펴진 만큼' 통증과 질병이 좋아져 있다.

이것이 바로 과학이다.

양의학의 영상의학적 소견과 조직학적 소견 및 혈액수치를 부정하는 것이 아니다. 그런 검사를 같이 시행하되 꼭 골반의 위치와 척추의 상태를 같이 점검하여 나의 건강과 가족의 건강을 지키자는 말을 하고 싶다.

원인도 모르면서 아프고 괴로운 삶을 살 수밖에 없는 전국, 아니 세계의 수많은 환자들을 위하여.

2020년 가을
한의학 박사 박진영

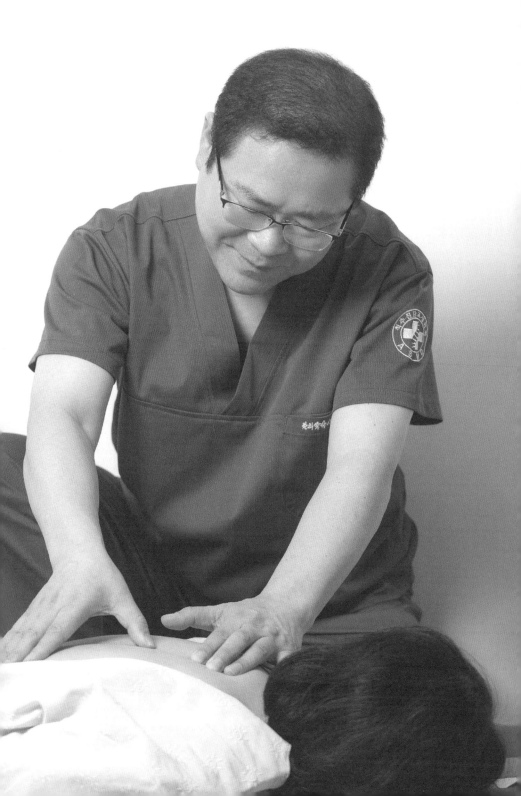

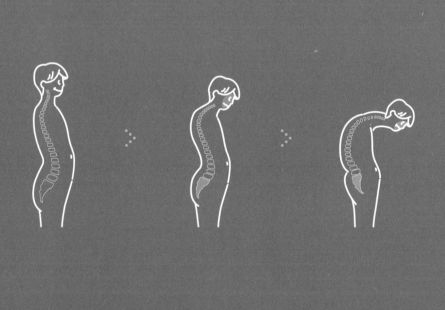

Chapter 1.

왜
아픈가?

신경을 압박하는 순간, 질병과 통증이 시작된다

우리는 왜 아픈가?

　우리가 통증을 느끼는 이유는 신경의 압박으로 인하여 통증 신경이 반응하기 때문이다. 아무리 큰 종양이 있더라도 아직 신경을 압박하지 않는다면, 통증을 느끼지 못한다. 반면, 아주 작은 종양이더라도 신경에 영향을 미치면 통증을 느끼게 된다.

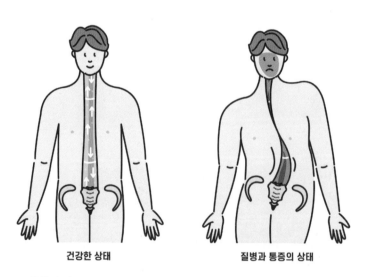

건강한 상태　　　　　　　　　　질병과 통증의 상태

그림 1　척추가 바르면 건강하다. 이와 반대로, 척추가 꼬이면 질병과 통증이 생긴다.

척추는 우리 몸의 중심축에 위치하여 좌우의 균형을 잡아준다. 중추신경은 뇌에서 시작해 경추, 흉추, 요추, 천추의 순으로 내려가는 구조이기 때문에 '고속도로'에 비유되곤 한다. 신경이 내려가며 각 체절로 분화되는데, 척추의 구조가 잘못되면 이러한 흐름이 방해되어 통증의 직접적인 원인이 된다. 질병도 마찬가지다. 각 장기의 조직과 세포는 산소와 영양공급을 필요로 하는데, 이 흐름이 방해되면 몸에 이상이 생기게 된다.

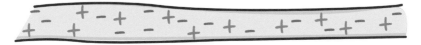

신경(전기 신호) - 빠름

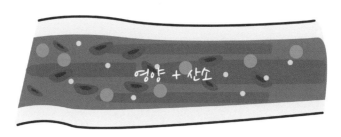

영양 + 산소

혈액(액체) - 느림

그림 2　신경이 흐른 후 혈액이 뒤따라간다.

혈종기행(血從氣行)이라는 말이 있다. 즉, 신경이 먼저 간 다음에 혈액이 뒤따라간다는 뜻이다. 혈액이 부족하면 각 장기 조직과 세포에 산소와 영양이 충분히 공급되지 않아서 질병이나 통증의 상태로 바뀌게 된다. 여기서 혈액이 부족한 이유는 바로 신경의 흐름이 원활하게 이루어지지 않기 때문이다.

한의학에서는 이미 이 가설에 따라 '기(氣)가 약(弱)하다, 혈(血)이 부족(不足)하다, 기혈(氣血)이 허(虛)하다, 혈액순환(血液循環)이 안 된다.' 등등 질병에 관한 여러 가지 진단과 치료를 하고 있다.

이는 최근 떠오르는 '체온이 낮으면 암이 생긴다, 세포에 산소가 부족하게 되면 암성화가 이루어진다'는 가설과도 일치하는 맥락으로써, **신경의 흐름이 척추 구조물의 이상**(척추의 측만, 척추의 좌우 상하 위치 변화, 디스크의 탈출, 척추의 퇴행성변화 등)**으로 인해 압박받아 원활하지 못하게 되면 통증과 질병, 심지어 암까지도 생기게 된다는 말**을 뒷받침해준다.

단, 감염성 질환(사스, 메르스, 코로나 등 바이러스 질환 및 독감이나 세균성 질환)이나, 잘못된 음식(술 포함)과 담배로 인한 질병은 척추와는 별개로 보아야 할 것이다. 또한 유전적인 질환은 유전형질의 변형으로 말미암은 병이므로 척추와는 큰 관계가 없을 것이며 이에 대해서는 좀 더 연구가 필요하다. 하지만 좋은 척추를 가진 사람은 감염성 질환에 노출된다거나 술, 담배를 포함한 기호식품을 평소에 즐긴다 하여도 질병에 강하다.

스트레스(Stress)도 척추 건강을 위협하는 주범이다. 그런데 불행하게도 현대인의 삶은 스트레스(Stress)의 연속이다. 우리나라 사람들이 자주 사용하는 외래어 1위가 바로 '스트레스'다. 스트레스는 물리학 영역에서 '팽팽히 조인다'라는 뜻의 라틴어 Stringer에서 기원이 되었다 한다. 이 스트레스는 긍정적 스트레스(Eustress)와 부정적 스트레스(Distress)로 나눌 수 있다. 가벼운 긴장 상태인 긍정적 스트레스(여행, 연인과의 데이트, 결혼, 공연 등과 가벼운 스트레칭을 동반한 재미를 느끼는 운동이나 취미활동 등)는 어찌 보면 우리 삶에 긍정적인 영향을 주어 건강과 행복에 도움이 된다.

하지만 견디기 힘든 긴장 상태의 부정적 스트레스(신체적 질병과 통증 및 개인의 정신 건강에 극도의 불안감이나 공포를 야기하는 부정적인 사건 등으로 말미암은 긴장 상태)는 긍정적 스트레스와 달리 우리 삶을 옥죄어 건강과 행복에 악영향을 준다.

이 긴장 상태를 척추에 대입해보면 가벼운 긴장은 척추를 싸고 있는 근육과 인대, 건들을 긴장시켜 척추를 꼿꼿하게 만들지만, 견디기 힘든 긴장 상태는 척추를 싸고 있는 근육과 인대, 건들을 옥죄어 척추를 틀어지게 만드는 것이다. 실제로 과도한 스트레스에 옥죄인 사람들의 척추를 보면 마치 자갈밭같이 울퉁불퉁하고 꼬여 있는 경우가 많다. 그리고 척추뼈가 부드럽지 못하고 마른나무같이 뻣뻣하고 딱딱하다. 이러한 상태의 척추는 척수 신경의 흐름을 원활하게 하지 못한다. 또한, 그 부위에 해당하는 극돌기를 만져보면 불편함을 동반한 통증을 느끼게 되는데, 이와 같은 현상이 지속되면 해당 분절에 속해 있는 근육이나 조직, 기관에 질병과 통증을 가져오게 된다.

심리적으로 과다한 스트레스를 받는 사람들은 대부분 상부 흉추가 꼬여 있고 딱딱하다. 이 경우 우울증이나 공황장애가 쉽게 온다. 소화가 안 되고 손발 냉증과 함께 머리가 아프고 어지러운 증상도 나타난다. 또한 요즘 급격히 증가하는 턱관절 장애도 이 상부 흉추와 관련이 깊으니 단순히 턱관절만을 생각하지 말고 전체적인 골반과 척추를 살펴 치료를 해야 한다. 과다한 노동이나 과격한 운동으로 물리적 스트레스를 많이 받은 사람들은 허리(요추)나 목(경추) 쪽이 울퉁불퉁하고 뻣뻣해져 있다. 그러한 사람들은 목이나 허리, 무릎과 어깨 쪽이 불편하거나 통증이 있다.

그런데 재미있는 사실은 골반과 척추가 바르고 꼿꼿한 상태에서는 아무리 힘이 드는 부정적 스트레스를 받는다 하여도 버티는 힘이 있다는 것이다. 틀어지지 않고 바름을 유지하니 건강과 행복을 지키는 힘이 있다. 반대로 골반과 척추가 올라가고 틀어진 상태에서는 조그만 부정적 스트레스에도 건강과 행복을 빨리 잃는다.

면역력이 부족하고 부정적 스트레스에 약한 사람들은 '뼈가 강건하지 못하고 약해져 있다'는 특징이 있다. 특히 아파서 누워 있는 노인들의 뼈는 한마디로 뼛골이 다 빠진 상태이다. 강건한 뼈는 골수가 정상적으로 유지되어 있는 뼈다. 골수가 약할수록 뼈는 딱딱해지며 부풀어 오른다. 쇠가 녹이 슬면 부풀어 오르듯이 뼈도 부풀어 오른다고 생각하면 된다. 척추뼈가 부풀어 올라 울퉁불퉁하게 되면 가골화가 진행된다. 부풀어 올라 울퉁불퉁해진 척추뼈와 가골은 척수 신경의 흐름을 막아 질병과 통증을 야기한다.

이것이 우리가 뼛골을 채워야 하는 이유이다. **올라간 골반을 내리고 굽어진 척추를 펴주면서 뼛골을 채우면 건강과 행복을 만끽할 수 있다.**

오래 앉아 있으면 병이 온다

꽤 오래전부터 미국에서는 '앉기와의 전쟁'을 선포하는 직장인이 늘었다고 한다. 최근 들어 우리나라에서도 서서 근무하는 사람들이 늘고 있다. 이는 따로 운동을 한다고 하여도 의자에 앉아 있는 시간이 길면 건강을 해칠 수 있다는 연구결과들이 잇달아 나오고 있기 때문이다.

2014년 미국 시사 주간지 《타임》은 '앉기가 나를 죽이고 있다고?'라는 기사에서 오래 앉아 있으면 심장 질환, 당뇨병, 비만, 고혈압 가능성이 높아진다고 전했다. 또한 하루 활동량과 암 발생률과의 관계를 분석한 연구 43건을 살펴본 결과 하루에 앉아 있는 시간이 길수록 결장암에 걸릴 가능성은 24%, 자궁암은 32%, 폐암은 21% 늘어나는 것으로 나타났다. 운동을 얼마나 하는지에 관계없이 앉아 있는 시간이 길면 운동효과가 떨어진다는 연구결과도 소개했다.

앉기는 흡연만큼 몸에 좋지 않다. '흡연보다 나쁜 앉아 있기' 같은 말도 나오고 있는 형편이다. 오래 앉아 있으면 통증과 질병에 취약해진다는 사실을 온몸으로 느끼고 있는 현대인들이 많아지고 있다. 서서 근무를 하면 골반에서 받는 하중이 줄어들어 몸이 좀 편해진다는 사실을 알고 실천하는 사람들 또한 늘어나고 있다. 온종일 앉아서 일하던 직장인들도 사무실 의자를 치우고 있는 추세이다. 서서 일하는 Standing Office가 늘고 있다는 기사와 방송도 간간히 보인다.

이런 기사와 방송을 보면 상당한 공감이 간다. 오래 앉아 있으면 골반이 올라가고 자세에 따라서는 등이 굽을 것이다. 이는 오래 운전을 하는 상황에서도 똑같다. 요새는 VDT(Visual Display Terminal)증후군 또한 급증하는 추세이다. VDT증후군이란 스마트폰이나 컴퓨터를 장기간 사용함으로써 유발되는 질환들을 총칭하는 단어이다. 과거에는 오랜 시간 앉아서 일하는 이들에게 주로 발병되어 일종의 직업병으로 불렸다. 근막 통증, 손목터널증후군, 요통, 허리디스크, 목디스크, FHP(Forward Head Posture), Round Shoulder, 거북목증후군, 일자목, 안구건조증, 안구 통증, 두통, 어지럼증 등이 대표적인 증상인데, 최근에는 성별과 연령을 불문하고 나타나고 있으며 발병률이 증가하고 있다.

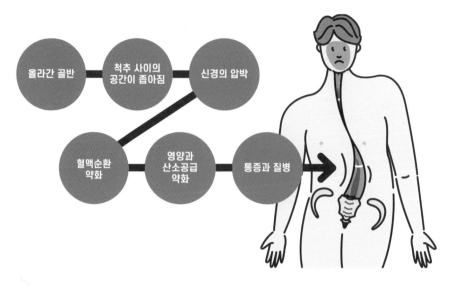

그림 3　통증과 질병이 생기는 과정.

　골반이 받는 하중은 서 있을 때보다 앉아 있을 때 1.6~2배 정도
가 늘어난다. 그러므로 오래 앉아 있으면 골반이 올라가는 속도가
가중되어 등이 굽게 된다. 그렇게 되면 척추 간의 공간이 좁아지고
신경이 압박받게 된다. 그로 인해 요통은 물론이요, 각종 통증과
내부장기의 질병 및 만성 질환이 증가하게 되는 것이다.

　실제로 디스크가 터져 수술을 해야 하는 경우는 몸을 움직이며
일하는 블루칼라보다 장시간 앉아서 업무를 보는 화이트칼라에서
더욱더 빈번하다. 물론 허리를 많이 쓰면 요추 4-5번, 요추 5-천
골 1번에 염증 및 디스크가 생겨 요통이 오는 경우도 많다. 하지만
위와 같은 경우를 보면 장시간 앉아 있는 것도 허리를 많이 쓰는 것

만큼이나 위험하다는 것을 알 수 있다.

　오래 앉아서 유발된 질병과 통증의 근본적인 치료와 예방법은 골반을 내리고 굽은 등을 펴는 것이다. 그런데 한번 올라간 골반은 일반적인 운동으로 내리기에는 한계가 있다. 즉 골반을 직접적으로 내리는 운동을 하지 않는 이상 척추 건강에 크게 도움이 되지 않는다는 말이다. 하지만 골반을 내리는 데 도움이 되는 운동을 알고 꾸준히 실천하면 척추 건강에 분명한 도움이 된다. 골반을 직접적으로 내리는 운동법은 'Chapter 6. 골반과 척추에 좋은 운동'에 자세히 설명되어 있으니 차근차근히 읽어나가 보자.

가골(假骨)의 문제

가골이란 무엇인가?

쭉쭉 뻗은 소나무와 틀어진 소나무를 생각해보자. 쭉쭉 뻗은 소나무는 가골이 없다고 보면 되겠고, 울퉁불퉁 틀어져 있는 소나무는 가골이 자라서 척추가 휘어진 상태로 보면 되겠다. 당연히 틀어진 곳의 마디는 매끄럽지 못하고 튕겨 나와 있다. 척추뼈도 마찬가지다. 가골이 없는 척추뼈는 곧게 S자 라인을 그리며 부드럽게 펴져 있고, 가골이 자라난 척추뼈는 일자나 D자, 역C자 모양을 가지며 뻣뻣하고 딱딱하게 굽어 있거나 휘어져 있다.

우리나라 금강송의 숨 막히는 아름다움을 한 번쯤은 보셨을 것이다. 우리 모두 경북 울진의 금강송이나 강릉 바우길 3코스에서 만나는 멋진 소나무의 자태를 닮은 척추를 가졌으면 하는 바람이다. 멋진 금강소나무의 자태는 최적의 지리적 환경을 갖추어야 가능한 일이다. 바위에 붙어 자라는 소나무는 여름의 세찬 비바람과 겨울

의 북풍한설을 견디어내느라 틀어지고 휘어진 줄기와 가지에 송진
을 내어 힘들게 제 몸을 지킨다.

가골 생성 과정

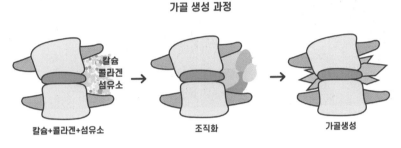

칼슘+콜라겐+섬유소 → 조직화 → 가골생성

그림 4   가골 생성과정. 가골은 칼슘, 콜라겐, 섬유소로 이루어져 있다.

인간도 마찬가지다. 복잡하고 다난한 세상사 풍파를 헤쳐 나가면
서 이미 몸과 마음은 스트레스로 인하여 만신창이가 되었다. 또한
잘못된 자세나 운동, 사고 등으로 틀어진 척추가 제자리를 지키려고
소나무의 송진처럼 콜라겐, 섬유소, 칼슘을 보내어 가골을 형성한다.

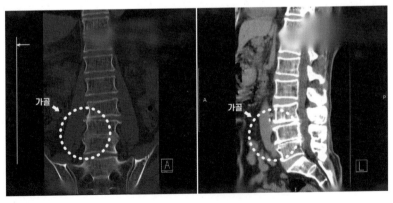

그림 5   좁아진 부위에 생기는 가골.

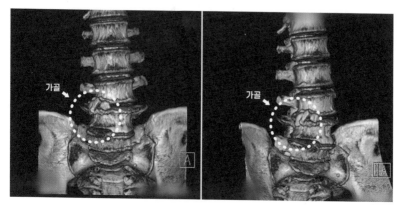

그림 6 '그림 4'와 같이 가골이 형성된 사람의 척추. 사람의 영상에 나타난 가골. 실제 극돌기를 만져보면 딱딱하고 울퉁불퉁하다.

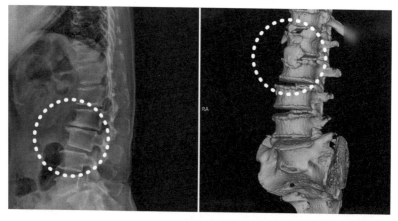

그림 7 실제로 이러한 가골을 가지고 있는 사람들의 극돌기를 만져보면 딱딱하고 울퉁불퉁하다.

가골은 척추가 더 이상 틀어지거나 휘지 않게 하여 몸을 지키지만, 없어지지 않고 점점 더 커져 결국에는 척추의 변형을 초래한다. 이러한 변형은 결과적으로 신경이 흐르는 척추 사이의 공간을 막아 신경전달물질이 각 조직이나 세포에 원활하게 가지 못하게 하여 통증이나 질병을 일으킨다.

척추를 만졌을 때 뼈가 없는 듯이 매끄럽고 부드러워야 건강한 뼈이다. 건강한 척추는 만져보면 매끄럽고 부드러워 마치 찹쌀떡과 같다. 척구가 발달되어 있으며 부드럽게 두드리면 찹쌀떡을 두드리는 것 같이 찰지다. 만졌을 때 딱딱하고 울퉁불퉁하고 척구가 없으면 그곳에 가골이 자라 있다고 보아야 한다. 나이가 들면서 점점 더 딱딱해지고 울퉁불퉁해지니 이 가골을 되도록이면 빨리 없애주어야 질병과 통증에서 벗어날 수가 있다.

가골을 없애기 위해서는 먼저 하반신추(下盤伸椎) 방법으로 골반을 내리고 척추의 S라인을 만들어주어야 한다. 그러면 골반과 척추의 기계적인 스트레스가 적어지고 신경전달물질이 잘 흐르게 된다. 소나무로 치면 더 이상 송진을 만들지 않아도 되는 상황이 되는 것이다. 하지만 이미 만들어진 가골은 압력을 주어야 없어지는데 이때 교정석과 해머링이 필요하다.

교정석의 사용법은 이 책에서 자세히 다루겠다. 해머링에 대해서는 생소하여 위험한 시술이 아닌가 하는 생각이 들 수 있다. 하지만 골반과 척추의 치료과정 중 해머링이 꼭 필요한 상황이 있다. 모든 물체는 압력을 받으면 전하가 생성되는데 이 전하는 가골을 만든다.

이렇게 만들어진 가골은 좀 더 큰 압력에 의한 전하로 녹여내야 한다. 압력에 의한 피에조 전하를 발생시켜 척추에 있는 가골을 녹여내는 해머링 치료방식을 대체할 수 있는 방법이 현재에는 별로 없다.

앞서 이야기했다시피 쇠가 변형되면 녹이 슬면서 부풀어 오르는 이치와 마찬가지이다. 쇠가 녹이 슬면 부풀어 오르듯이 척추가 부풀어 오르는 것이 가골이다. 척추의 변형이 심할수록, 나이가 들수록 가골이 자라나면서 척추가 커진다. 이런 가골이 결국엔 신경의 흐름을 방해함으로 통증과 질병이 생기는 것이다. 해머링 치료방법은 부풀어 오른 부위를 담금질하고 단련시켜서 다시 단단한 쇠를 만들어가는 과정이라고 생각하면 된다. 실제로 치료하다 보면 딱딱하고 부풀어 올랐던 척추가 부드러워지면서 매끈하게 되고, 척구가 만들어지는 것을 볼 수 있다. 병마에 의해 고통받는 환자에게 그만한 축복은 없을 것이다.

그러나 이 방법은 오랫동안 다양한 환자들을 경험하고 해부학적 지식이 숙련된 의사만이 할 수 있는 치료법이며, 숙련되었다 하더라도 조심스러운 접근이 필요하다.

The Rape of The Spine
(척추의 강간)

너무나도 많은 환자들이 척추 수술의 후유증으로 고생하는 것을 보면 마음이 아프다. 심지어는 수술하지 않아도 됐건만 원치 않은 수술 때문에 평생 장애를 안고 살아야 하는 환자들도 있다. 이런 경우를 보면 골반과 척추의 공간을 확보하는 것이 얼마나 중요한지를 매번 생각하게 된다.

〈척추의 강간(The Rape of The Spine)〉이라는 논문을 아는가?

비록 오래된 논문이지만 목이나 허리디스크 환자들이 꼭 참고해야만 할 내용이 있다. 〈척추의 강간(The Rape of The Spine)〉은 1993년 《신경외과학지(Surgical neurology, 1993:39:5-12)》에 수록된 로버스톤(James T. Roberston. M. D.)의 선정적이고 강렬한 논문 제목이다. 이미 우리나라에서도 알 만한 의사들은 다 아는 유명한 논문이다.

안타까운 것은 우리나라의 목, 허리디스크 환자들만 모르는 논문

일 수도 있다는 것이다. 목이나 허리가 안 좋은 환자들이 몹시 아파
서 병원에 가면 으리으리한 기계장비인 C-T, MRI에 몸을 맡긴 후
디스크 사진을 얻게 된다. 디스크가 튀어나와 신경을 누르고 있는
사진을 앞에 두고 의사가 냉철한 눈빛으로 하는 말.

"수술해야 합니다."

다리가 땅겨 걷지도 못 하고, 잠도 못 자는 통증 앞에서 수술을
택하지 않을 환자가 있겠는가? 마침 실손(실비) 보험이 된다고 하니
수술복으로 갈아입고 허리 수술 환자가 되는 것이다. 이렇게 수많
은 목, 허리 수술이 이루어지고 있다.

그런데 이 논문에서는 현대의학의 영상학적 척추 진단이 맹목적
인 수술을 위한 협박도구가 될 수 있다는 것을 분명하게 보여준다.
자빅(Javik) 등의 후속연구에 따르면 일생 동안 허리가 한 번도 아프
지 않았던 성인의 MRI를 살펴본 결과 90% 정도의 디스크 퇴행이
발견됐으며, 60%가 넘는 사람들이 디스크 팽윤이 있었고, 30% 이
상이 디스크 탈출이 있었으며, 더욱이 우리나라에서 급하게 수술을
권하는 디스크 터짐도 6%나 있는 것으로 밝혀졌다.

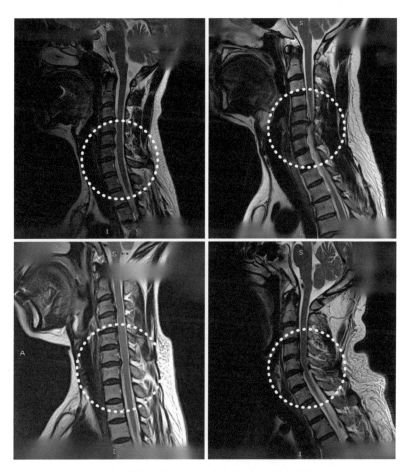

그림 8 　병원에서 목디스크 수술을 권유받은 영상들.

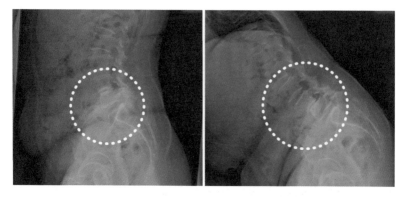

그림 9 　척추유합술을 권유받은 심한 요추전방전위증 환자

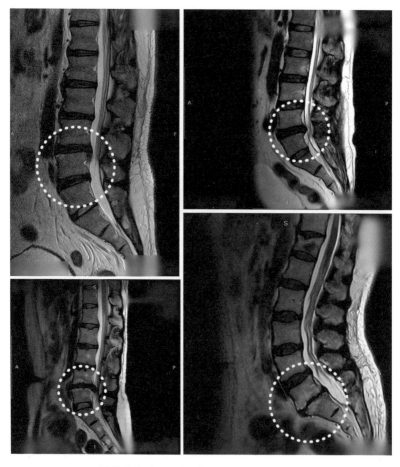

그림 10 　병원에서 디스크 수술을 권유받았던 환자들의 영상들.

이러한 사실은 무엇을 의미하는가?

허리가 아프고 다리가 저리는 환자와 허리가 아프지 않은 정상인이 C-T, MRI 검사를 했을 때 이상이 나타나는 비율이 비슷하다는 것을 의미한다. 즉 수술을 안 해도 될 사람들을 수술로 이끄는 위협적이고도 안타까운 도구가 현대의학의 영상 진단인 것이다. 다시 말하면 사진상으로 명백하게 요추 4-5번의 신경 눌림 현상이 있더라도 아프지 않은 경우가 더 많다는 것이다. 허리가 아프고 다리가 땅기는 것에 더해 대소변의 장애나 심한 하지마비가 온다면 어쩔 수 없이 수술을 하는 수밖에 없다. 하지만 이런 경우가 전체 요통 환자의 몇 퍼센트나 될까?

그럼 허리가 아프고 다리가 땅기거나 저리는 이유는 무엇일까?

바로 골반이 올라갔기 때문이다. 골반이 위로 올라감으로써 척추 사이의 공간이 좁아지고, 그 공간이 좁아짐으로써 신경이 눌려 압박을 받기 때문이다. 특히 요추 4-5번과 천추 1번 사이가 올라간 골반은 가장 많은 압력을 받는다. 이곳의 병변이 제일 많은 이유이다.

그러므로 올라간 골반을 바로 내리고 요추전만을 만들어주면 지긋지긋한 허리 통증과 다리 땅김, 다리 저림에서 벗어날 수 있다. 수술을 해도 올라간 골반이 그대로라면 통증은 나아지지 않는다. 설령 조금 완화되더라도 반드시 수년 내 재발할 수밖에 없다. 앞으로 계속 반복하여 말하겠지만 목디스크는 흉추의 변형으로 인한 것이 80~90% 정도다. 골반과 흉추의 변형은 그대로 두고 목만 수술한다면 그것이 과연 올바른 치료방법인지 묻고 싶다.

척추를 스스로 소중히 생각하고 지켜 100세 시대의 듬직한 기둥으로 만들어야 한다. 그러므로 섣부른 수술을 결정하기 전 반드시 골반의 위치를 확인하여 골반을 내려야 한다. 내리면 내릴수록 몸에 활력이 생기고 통증은 없어질 것이다.

다음 사진을 보자.

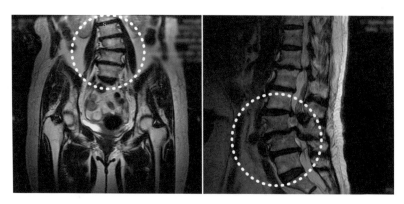

그림 11 **요추 3-4번이 무너져 있다.**

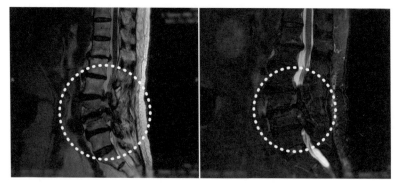

그림 12 **요추 2-3-4번의 신경이 다 끊어져 있다.**

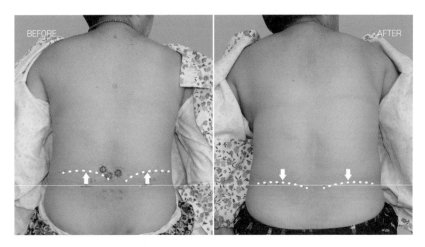

그림 13 **골반을 내리고 요추의 전만을 만들어 호전된 케이스.**

45년생이니 우리나라 나이로는 75세인 여성분이다. 평소 허리가 좋지 않았던 분인데 2017년 12월 31일, 빙판길에 엉덩방아를 찧은 연후에 다리에 마비감이 오면서 요통이 심해지셨다고 한다. 사진을 찍어보니 위와 같은 영상이 나왔다. 이분은 다리가 마비되면서 통증에 잠도 못 주무시는 등 고생을 많이 하셨다. 절대 수술은 하지 않는다는 입장이어서 침과 물리치료로 근근이 버티던 중 저자의 한의원에 내원하였다. 저자도 처음 이 영상을 보니 답답해졌다. 누가 보아도 이 영상에 나오는 척추는 수술을 한들 답이 될 수 없는 상태였다. 솔직히 말해서 과연 치료를 할 수 있을까 하는 의문도 들었다. 하지만 골반이라도 조심스럽게 내려주면 지금보다는 나을 것이라는 판단하에 치료를 시작하였다.

그런데 환자분이 잠을 잘 자게 되었다며 고마워하는 것이다. 2018년 7월에 내원하여 치료를 시작하였고 10월까지 진행한 결과, 상태가 많이 호전되어 치료를 마쳤다. 이후 2019년 5월에 좀 더 치료를 하였으면 해서 2019년 10월까지 진행했다. 이 환자는 교정석을 정말로 열심히 대었다. 처음에는 몸이 힘들어 지팡이를 짚고 아들딸 대동하여 오시다가 나중에는 혼자서 지팡이 없이 씩씩하게 와서 치료받고 가셨다. 현재는 운동으로 요가를 시작하여 자세를 다 따라 하려고 노력한다고 한다. 저자는 이에 허리를 숙이는 폴더 자세는 삼가야 한다고 조언을 하였다. 처음에는 골반이 3cm 정도 올라가 있었으나 치료가 끝날 무렵에는 많이 하향 안정화되었다. 무너져 내린 요추 부위는 신중을 기하여 치료했다.

이러한 사실을 보면 무조건 디스크 사진만을 보고 목, 허리디스크 수술을 결정하는 것이 과연 옳은 일인가 하는 의문이 든다. 역시 수술은 마지막 보루라고 생각하고 신중에 신중을 기하여야 할 것이다.

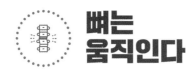

뼈는
움직인다

사람들은 일반적으로 골반과 척추가 고정되어 움직이지 않는다고 생각한다. 또한 근육과 인대, 건 등의 힘이 뼈를 고정시킨다고 생각하여 근육단련 운동을 한다. 거기에 더해 단련된 근육이 골반과 척추를 강화하고 나아가서는 통증까지 치료할 수 있다고 믿는다.

과연 뼈는 움직이지 않을까? 영화 〈미이라(Mummy)〉를 보면 미라를 감싸고 있는 붕대가 풀어지면서 뼈까지 해체되는 장면이 나온다. 이를 상상하면 어쩐지 맞는 말 같기도 하다.

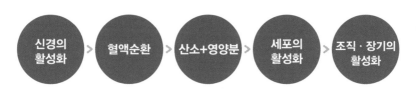

그림 14 **신경의 흐름이 먼저다.**

하지만 근육은 신경의 지배를 받는다. 그리고 우리 몸의 혈관과 내장은 근육으로 이루어져 있다. 그러므로 '신경'이 먼저이다. 즉 전기적인 신호인 '신경전달물질'이 먼저 간 후에 혈액이 따라가 각 조직 및 세포에 산소와 영양을 공급함으로써 생명활동이 이루어지는 것이다. 그래서 신경의 흐름이 중요한데 이 **신경의 흐름을 관장하고 있는 것이 바로 척추의 올바른 정렬 상태**이다. 척추의 올바른 정렬 상태가 바로 신경이 잘 흐르게 하는 중심축이 되는 것이다.

실제로 척추를 교정하다 보면 골반과 척추가 움직이는 것을 관찰할 수 있다. 그중 우리 몸에서 가장 큰 뼈인 장골의 위치 변화를 장골능의 움직임에서 쉽게 볼 수 있다. 장골능의 위치를 손으로 확인하고 표시를 한 후 골반을 내리면 장골능의 위치가 아래쪽으로 움직이는 것을 확연히 알 수 있다. 골반이 내려가면 요추의 위치나 모양이 변하게 되는데 요추가 전만되어 부드러운 S자 모양을 가지는 형태가 최선이다.

이처럼 뼈가 움직이면서 골반의 하향 안정화와 요추의 완만한 전만이 이루어지고 모든 척추의 올바른 정렬이 가능하게 되는 것이다. 그렇게 되면 신경도 잘 통해서 혈액순환이 잘되고 근육이나 인대, 건 등도 건강해질 수 있다. 실제로 골반을 내리고 척추를 바로펴면 긴장되어 뭉치고 단단했던 근육과 인대, 건들이 부드러워지는 것을 경험할 수 있다.

그래서 한의학의 고전인 황제내경(黃帝內經)에서 '骨은 君이요, 肉은 臣이다'라고 하였다. 골격(骨格)은 인체의 형을 유지하는 것이니 당연히 근육보다 중요하며 근육보다 우선시하여 잡아주어야 할 것이다.

골반과 척추뼈는 하나하나 움직인다.

흉추 또한 마찬가지다. 갈비뼈로 고정되어 있으니 움직이지 않는다고 생각하기 쉬우나 이는 사실과 다르다. 흉추도 하나하나 움직이는데 이 각각의 흉추는 내장장기와 밀접하게 연관되어 내장장기의 기능에 지대한 영향을 미친다. 심지어 하나로 뭉쳐 있다고 생각하는 천골마저도 하나하나 움직인다. 최근 들어 잘못된 자세로 오래 앉아 있는 현대인들에게서 천골의 문제로 발생하는 통증과 질병이 급격하게 증가하고 있다. 이 또한 천골이 움직인다는 방증일 것이다.

왜 인간의 골반은 올라가는가?

골반이 틀어져서 문제가 된다는 말은 들어봤어도 골반이 올라가서 문제가 된다는 말은 많이 들어보지 못했을 것이다. 하지만 저자가 약 오천 명의 환자를 대상으로 임상에서 응용하여 치료해본 결과, 대부분의 환자가 올라간 골반으로 인해 척추의 균형이 무너져 통증과 질병을 호소한다는 것을 확인하였다. 또한 '골반과 척추의 잘못된 구조'와 '그와 연관된 통증과 질병의 발생 비율'이 정확하게 비례함을 경험하였다.

그럼 골반은 왜 올라가는 것일까?

인간은 다른 척추동물과는 다르게 직립보행을 하고 오래 앉아서 생활한다. 때문에 골반이 올라갈 수밖에 없는 구조를 가졌다.

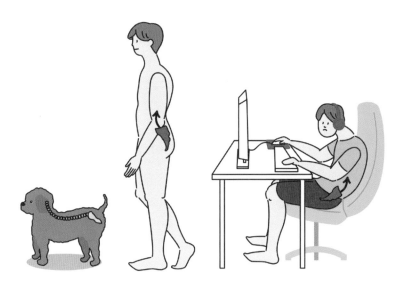

그림 15 **직립보행, 앉은 자세는 인간의 골반을 올라가게 한다.**

더욱이 나이가 들어갈수록 골반은 올라가게 된다. 그리고 이는 흉추가 굽어지고 머리가 앞으로 나오면서 고개가 점차 숙여지는 모양새로 변하게끔 한다. 삶이 별거 없다. 등이 굽어지고 고개가 숙여진다면 저승이 가까워지는 것이다. 젊으나 늙으나 힘써 골반을 내리고 요추전만을 만들어 허리를 꼿꼿이 하고 등을 펴서 머리가 등 뒤로 가게 해야 한다.

골반이 올라가는 이유는 현대인들의 잘못된 생활습관과 자세 때문이다. 즉 책상에 오래 앉아 컴퓨터를 보고 장시간 운전을 하며, 푹신한 침대를 사용하고, 소파에 기대어 TV를 시청하는 등의 일상은 골반을 나날이 올라가게 하고 척추를 틀어지게 한다.

또 핸드폰은 어떠한가? 문명이기의 결정체인 핸드폰의 과다사용은 흉추의 변형을 일으켜 거북목을 유발하고 일자목과 역C자목을 유발하여 우리의 건강에 큰 위협을 일으키고 있다.

아이들이 쓰는 보행기며 유모차도 골반을 올라가게 하여 척추의 균형을 무너뜨리는 데에 한몫하고 있다. 골반과 척추가 제대로 자리 잡지 못한 상태에서 사용하기 시작하는 보행기는 골반과 척추를 약하게 할 뿐만 아니라 발목의 변형과 O자 다리, X자 다리를 유발할 수 있다. 유모차 또한 골반이 올라가기에 딱 좋은 구조이므로 너무 장시간 태우지 않는 것이 좋겠다.

아이들은 스스로 뒤집기를 하고 기어 다니기 시작하면서 근육과 인대를 보강한다. 이 시기가 되어야 비로소 자력으로 척추를 일으켜 세울 수 있게 된다. 부모는 아이의 척추 건강을 위해 보행기나 유모차를 사용하기보다는 이 시기까지 기다리는 것이 좋다. 다른 힘을 빌려 너무 빨리 앉거나 서 있는 자세는 갓난아이들의 골반을 올라가게 하고 척추를 약하게 하여 질병을 초래한다. 심하면 지적 발달장애까지 오는 경우도 있으므로 스스로 척추를 단련시키는 것이 매우 중요하다. 아이들이 스스로 할 수 없는 행동이니 부모가 각별히 신경을 써야 한다. 실제로 발달장애아들의 골반과 척추를 보면 골반이 많이 올라가고 틀어져 있는 경우가 있는데 이것을 교정해주면 걸음이 좋아지고 지능의 수준이 많이 올라간다.

요즘 자라나는 아이들을 보면 점점 영화 〈반지의 제왕〉에 나오는 골룸이 되어가고 있는 것 같다. 들로 산으로 자유롭게 뛰어다니며 골반과 척추뼈를 건강하게 다졌던 옛 아이들에 반해 요즘 아이들은 책상에 오래 앉아 공부를 한다. 쉬는 시간조차 TV, 컴퓨터, 핸드폰에 매달리며 커가고 있다. 그렇게 웅크린 자세로 온종일 생활하다 보니 골반은 점점 올라가고 척추도 틀어지고 꼬이는 것이다.

하물며 입시지옥에 빠져 있는 학생들은 어떠한가?

저자도 즐겨 보았던 드라마인 〈SKY 캐슬〉을 보면 대한민국이 얼마나 힘든 입시지옥인지 새삼스럽게 느끼게 된다. 아이들이 참으로 안쓰럽다. 하루 종일 앉아서 공부만 해야 하는 아이들의 노력에 비례하여 그들의 골반과 척추는 지옥의 아우성을 치고 있다.

'일 년만 참아' '몇 달만 참아'란 말들이 아이들에게는 너무나 괴롭고 힘든 말이 될 수 있다. 그렇게 힘들게 대학을 나온 후 취업준비생들의 생활은 또 어떠한가? 오랜 취업준비 과정에서의 생활방식은 우리의 골반과 척추를 또 혹사시킨다. 직장인이 되어서도 마찬가지다. 오래 앉아서 업무를 보고 장시간 운전을 하다 보면 나도 모르게 골반은 올라가고 척추는 틀어지고 꼬인다.

이러한 현대인들에게 필요한 것은 무엇일까?

바로 골반의 하향 안정화를 이루는 것이 급선무이다. 올라간 골반을 최대한 아래로 내려 틀어지고 굽어진 척추를 곧게 펴야 한다. 골반만 잘 내리면 허리가 편해지며 무릎 등 하체 전체가 시원해진다. 아울러 요추를 전만해주면 소화가 잘되며 대소변이 시원해지고 허리에 힘이 생긴다.

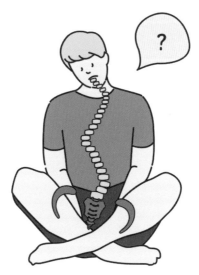

그림 16 **골반이 올라가 있으면 양반다리를 하고 앉기가 불편해진다.**

놀랍게도 양반다리 자세를 못하여 식당 방바닥에 앉질 못하는 사람들이 많다. 양반다리를 못하는 경우는 동양인보다는 서양인에게서 쉽게 볼 수 있다. 이는 서양인이 좌식생활에 먼저 익숙해져 골반이 올라가 있는 경우가 많기 때문이다. 근래에는 한국인들도 좌식문화를 그대로 따라가고 있어 양반다리가 힘들어지는 사람들이 많아지고 있다.

이런 경우 골반을 내려주고 요추전만을 만들어주면 방바닥에 앉는 것이 한결 편해진다. 소화가 잘되며 대소변이 원활해진다. 아울러 굽은 흉추를 펴면 심폐기능이 향상되어 깊은 숨쉬기가 가능해져 가슴이 시원해진다. 더욱이 머리가 맑아지며 눈이 밝아지고 기분 좋은 상태를 유지할 수 있다. 흉추가 펴지고 경추가 편해지면 코와 귀가 시원해지고 갑상선이 좋아져 체온조절이 잘되고 깊은 잠을 잘 수 있게 될 것이다.

라운드 숄더
(Round Shoulder)

요즈음 라운드 숄더로 고생하거나 고민하는 사람들이 많아졌다.
라운드 숄더는 어깨가 앞으로 말린 듯이 둥글어지면서 머리가 앞
으로 쏠리게 되는 현상이다. 이는 거북목, 일자목을 유발하고 심하
면 꼽추의 형상을 가지게 한다.

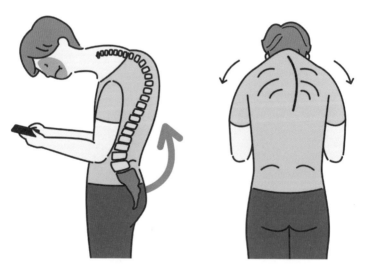

그림 17 현대인들에게 많이 나타나는 라운드 숄더의 원인은 흉추의 후만이며, 흉추의
후만은 올라간 골반에서 비롯된다.

남녀노소를 막론하고 현대인들은 라운드 숄더로 오는 체형의 변화를 느끼고 있는 중이다. 등이 굽은 미남, 미녀는 없다. 너도나도 미남, 미녀가 되고 싶은 시대인데 등이 굽어 있으면 미남, 미녀는 먼 일이 된다. 라운드 숄더의 원인은 이제 모두가 알고 있고 그에 대한 예방과 치료법도 많이 나와 있다. 그럼에도 불구하고 뚜렷한 치료효과를 보지 못하는 이유는 무엇일까?

라운드 숄더가 되는 가장 큰 원인은 골반의 상향에 있다.

라운드 숄더는 흉추(등뼈)가 굽어서 오는 현상인데 골반의 상향(上向)이 라운드 숄더를 만드는 데 가장 큰 역할을 한다. 골반이 올라가면 요추의 과도한 전만과 후만이 생기고 이것이 심해지면 흉추의 후만까지 이어져 라운드 숄더가 되는 것이다. 또한 라운드 숄더는 일자목이나 거북목을 일으키게 되는데 이렇게 되면 고개가 앞으로 숙여지게 되면서 머리가 앞으로 오는 현상을 유발하게 된다.

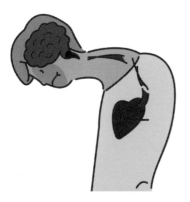

안구 통증/안구건조증
두통/어지럼증
우울증/공황장애
어깨 통증
승모근 통증
뒷목 통증
손 저림
심장 질환
폐질환
.
.

그림 18   **라운드 숄더는 심장에서 뇌까지의 혈액공급을 방해하여 여러 가지 증상을 유발한다.**

이러한 현상이 지속되면 심장에서 뇌까지 혈액공급이 잘되지 않는다. 때문에 뇌와 같은 혈관을 쓰는 눈의 기능이 약해지면서 두통이나 어지럼증이 발생한다. 심장과 폐의 기능이 저하되어 쉽게 피로하고, 심해지면 정신력이 약해져 우울증이나 공황장애 등에 시달릴 수 있다.

더불어 어깨 통증, 승모근 통증, 뒷목 통증 등 목디스크 증상과 비슷한 통증이 따라오는 것은 당연하다. 즉 올라간 골반이 흉추의 후만을 일으켜 라운드 숄더를 만드는데, 이는 흉추와 경추의 병변을 일으키기 때문에 여러 가지 통증이나 질병의 원인이 된다. 이때의 치료방법은 먼저 올라간 골반을 최대한 내리고 요추의 전만을 충분히 만들어주는 것이다. 만약에 굽은 흉추와 어깨만을 교정한다면 일시적인 치료에 불과할 수밖에 없다.

체형의 변화는 쉽게 이루어지지 않는다. 하지만 나의 체형은 스스로 노력하여 평생을 멋지게 가져가야 한다. 남이 도와준다고 되는 것이 아니다. 나 자신이 골반과 척추에 관심을 가지고 평생을 노력하여야 멋진 체형을 유지하며 질병과 통증이 없는 행복한 인생을 살 수 있다.

간지럼을 많이 타는 것도 병이라고?

어렸을 적에 친구들이나 형제들끼리 간지럼을 태우며 놀았던 경험이 있을 것이다. 그중 유난히 간지럼을 타는 친구가 있는 반면에 간지럼을 타지 않았던 친구도 있었다. 골반의 문제가 간지럼까지 영향을 미친다는 사실을 믿을 수 있겠는가? **골반이 올라간 사람은 간지럼을 많이 타고 골반이 내려온 사람은 간지럼을 덜 타게 되어 있다.**

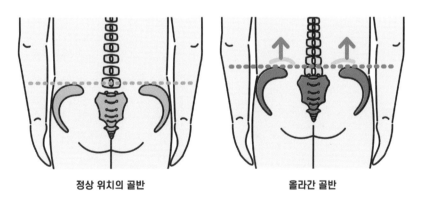

정상 위치의 골반   올라간 골반

그림 19   골반이 올라가면 신경이 예민해져 간지럼을 잘 탄다.

실제로 골반(장골능)을 촉진해보면 손도 못 대게 간지럼을 타는 사람들이 있다. 이는 대부분 골반이 올라가 척추 사이의 공간이 좁아져 신경이 예민해져 있는 경우이다. 이렇게 되면 요통 등 통증이나 질병에 취약해질 수 있다. 몸이 민감하면 마음도 민감해진다. 정서가 불안하고 쉽게 감정에 휘둘린다. 해결책은 역시 골반을 내리는 것이다. 지속적으로 골반을 내려주고 요추를 전만시켜주면 간지럼을 덜 타게 된다. 이는 올라가 있던 골반이 내려가면서 좁아져 있던 척추 사이의 공간이 넓어져 신경의 흐름이 원만하게 이루어지기 때문이다.

골반이 올라가서 척추 사이의 공간이 좁아지면 여러 문제점이 발생한다. 허리와 옆구리에 답답함이 느껴지면서 부기가 생기기도 한다. 부기가 있기 때문에 허리의 라인이 망가져 짧아진 듯한 느낌도 든다. 더불어 대소변이 시원치 않은 문제까지 생길 수 있다.

최근 들어 젊은 나이에도 불구하고 전립선 문제로 고생하는 남성이 급속도로 늘고 있다. 생리통, 소변 문제, 난임 등으로 고생하는 젊은 여성도 마찬가지로 늘고 있다.

이때에도 골반을 내려주고 요추전만을 만들어주면 문제가 해결된다. 더불어 살이 빠지고 체형도 건강하게 변한다. 허리와 옆구리가 시원해지며 허리의 라인이 길게 살아나고, 대소변이 원활해지는 것을 경험할 수 있다. 그뿐만 아니라 고민스러운 남성 질환, 여성 질환까지 해결할 수 있으니 하반신추 요법의 효율성은 일일이 나열하기도 어렵다.

골반의 전방 경사와 후방 경사

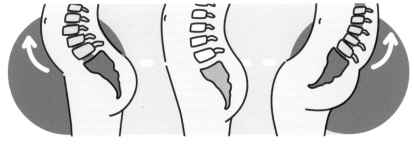

전방 경사　　　　　**정상의 상태**　　　　**후방 경사**

　흔히 골반이 앞쪽으로 기운 것을 '전방 경사(전경)'라 하고 뒤쪽으로 기운 것을 '후방 경사(후경)'라고 한다. 골반이 앞으로 기울면 요추전만이 과도하게 된 경우가 많고, 뒤로 기울면 일자허리 즉 요추후만이 된 경우가 많다.

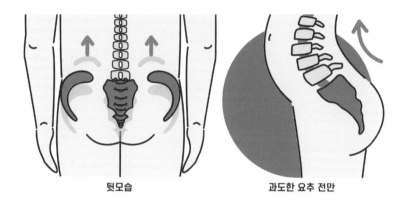

뒷모습   과도한 요추 전만

그림 21 　골반이 올라간 상태에서의 전방 경사는 과도한 요추전만으로 인해 척추전방
　　　　전위증 등을 일으킨다.

　요추전만이 과도하게 되면 척추전방전위증을 일으키게 되며 천골이 올라가 오리궁둥이가 된다. 오리궁둥이는 애플힙(Apple Hip)이라 하여 서양에서는 건강한 라인으로 불린다. 하지만 동양인에게는 그렇지 않다. 오리궁둥이는 원래 요통에 약하기 때문이다. 변비, 치질에 시달리고 직장(直腸)에 문제가 있을 수 있으며 무릎이 아플 수도 있다.

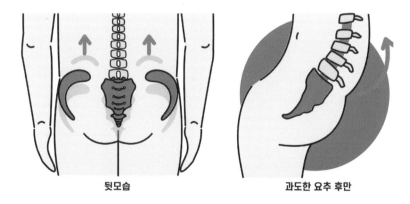

뒷모습   과도한 요추 후만

그림 22 　골반이 올라간 상태에서의 후방 경사는 과도한 요추후만을 일으키고, 이는
　　　　일자허리 등의 문제로 이어진다.

요추가 후만되어 일자허리가 되면 요통에 시달리게 된다. 위와 장의 기능이 떨어져 소화가 잘되지 않고 대소변이 시원치 않게 된다. 그렇게 되면 몸이 마르게 될 확률이 높으며 엉덩이에 살이 없어져 밑으로 내려가면서 납작하게 된다. 하지만 이 두 가지 경우에도 골반이 많이 올라가 있느냐를 살펴 치료해야 한다.

골반의 전방 경사와 후방 경사를 막론하고 골반을 충분히 내리게 되면 골반과 척추에 건강한 라인이 완성된다. 즉 올라간 골반을 내려주고 요추의 전만을 완만하게 만들어주면 전방 경사가 되었든 후방 경사가 되었든 자연스럽게 문제가 해결된다. 이때 요추전만이 과도한 경우나 요추후만이 과도한 경우 흉추가 후만되어 등이 굽은 경우가 많은데, 이때에도 골반을 내리고 요추를 바로 하면 굽은 흉추가 펴질 수 있는 공간이 만들어진다.

간혹 골반을 내리면 그렇지 않아도 납작한 엉덩이가 더 납작하게 되는 것 아니냐고 반농담식으로 물어보는 분들이 있다. 실제로 골반을 내린다고 엉덩이가 납작해지지는 않는다. 오히려 건강하고 탄력 있는 엉덩이가 된다. 골반이 올라갔을 때 짧고 뭉툭해진 허리가 다시 길어지면서 보기가 좋게 S라인이 된다. 이처럼 **하반신추**(下盤伸椎)**는 허리와 엉덩이의 라인을 건강하게 만들어주는 요법**이다.

허리 건강의 기본, 하반신추 요법이 정답이다

건강의 기본원칙은 잘 먹고, 잘 배설하고, 잘 자는 것이다. 그리고 이 세 가지가 잘 이루어지도록 하는 것이 바로 골반과 척추이다. 잘 먹는다는 것은 잘 배설한다는 것이고, 이것이 잘 이루어져야 잘 자는 것인데, 이러한 사람들의 척추를 보면 **골반이 내려와 있고 요추전만이 이루어져 있으며 등이 펴져 있다.**

잘 먹는 사람은 흉추 12번과 요추 1번이 부드럽게 자리 잡고 있으며 흉추가 반듯하다. 최근 들어 역류성 식도염 환자들이 지속적으로 늘고 있다. 역류성 식도염은 대부분 상부 흉추가 틀어지고 꼬여서 발병하는데 현대인들의 굽은 등뼈와 연관이 깊다. 이 굽은 등뼈를 펴지 않고서는 식도염 및 위장증상은 좋아지지 않는다.

잘 배설하는 사람은 척구가 발달되어 있다. 요추 4-5번이 제자리에 있어야 변비와 설사가 없어지면서 대변이 편해지고, 요추

2-3번의 전만이 훌륭하게 이루어져 있어야 소변이 시원해진다. 과민성 대장염, 크론씨병, 변비 등에 시달리는 현대인들이 많은데 이러한 증상들도 골반과 척추의 문제이다. 젊은 나이에 발생하는 전립선의 문제도 마찬가지다. 골반이 올라가고 요추가 후만되어서 생기는 문제임을 자각해야 한다.

잘 자는 사람은 등이 반듯하고 경추가 부드럽다. 이때 경추 1번과 2번의 위치가 정상적이면 금상첨화이다. 척추를 교정하고 뼛골을 채우는 한약을 복용하다 보면 아무리 심한 불면증이 있었어도 정신없이 잠을 잔다는 환자들의 말을 자주 듣게 된다. 과연 골반과 척추의 건강은 질 좋은 수면에도 영향을 미치는 것이 확실하다.

아이들은 잠이 많고 노인들은 잠이 없다.
문헌에서 노인들이 잠을 적게 자는 이유는 기(氣)가 약하기 때문이라고 한다. 기(氣)란 신경전달물질이다. 신경전달물질이 가장 왕성하게 흐르는 곳은 바로 뇌와 척수이다. 그러므로 노인들이 잠을 못 자는 이유는 뇌와 척수가 약해져 있기 때문이라는 것을 유추할 수 있다.

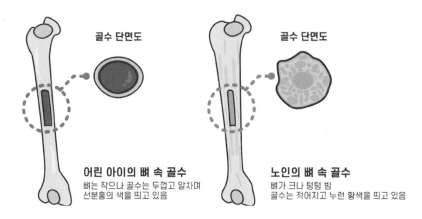

그림 23 어린아이의 건강한 골수와 노인의 텅텅 빈 골수.

　반대로 아이들은 뇌와 척수가 건강해서 잠을 잘 잔다. 한마디로 요약하자면, 아이들의 뼈에는 골수가 가득 채워져 있고 노인들의 뼈에는 골수가 비어 있다. 뇌와 척수는 정(精)의 바다이다. 정(精)을 만드는 골수가 뼈에 있으니 그 중요성은 아무리 강조해도 지나치지 않다. 잠을 잘 자야 건강한 신체와 맑은 정신을 가질 수 있다. 그러므로 뼛골을 채우고 척추를 바르게 해야 한다.

　저자가 계속 강조하는 것은 골반을 내리고 척추를 펴자는 것이다.

하반(下盤), 골반을 내리고
신추(伸椎), 척추를 펴자!

여기에서 신추(伸椎)란 척추를 반듯이 편다는 의미인데 무조건 일자로 쭉 편다는 뜻이 아니다. 요추는 전만을 이루고 흉추는 부드럽게 후만을 유지하며(흉추는 일자도 무방하다) 경추는 C자를 유지하는 상태를 말함이다. 척추를 바른 S자의 형태로 만들고 유지하는 것이 건강의 기본이다. 건강하고 바른 S자의 형태를 가진 척추는 그렇지 않은 일자척추보다 8배 내지는 16배의 파워를 가질 수 있다고 한다.

즉, 건강하려면 골반은 내려가고 척추는 반듯이 펴져야 한다.

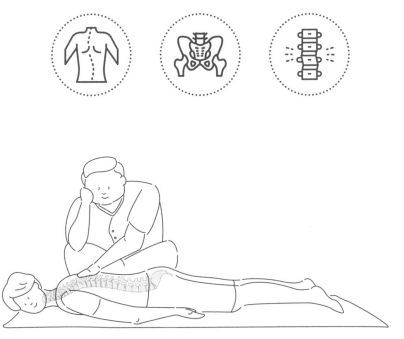

골반과 척추를 보면
내 건강 상태를 알 수 있다고?

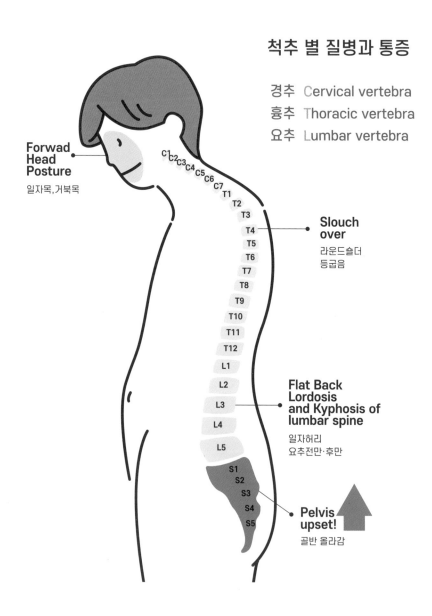

척추 별 질병과 통증

경추 Cervical vertebra
흉추 Thoracic vertebra
요추 Lumbar vertebra

**Forwad
Head
Posture**
일자목,거북목

C1 C2 C3 C4 C5 C6 C7 T1 T2 T3 T4 T5 T6 T7 T8 T9 T10 T11 T12 L1 L2 L3 L4 L5 S1 S2 S3 S4 S5

**Slouch
over**
라운드숄더
등굽음

**Flat Back
Lordosis
and Kyphosis of
lumbar spine**
일자허리
요추전만·후만

**Pelvis
upset!**
골반 올라감

경추 1번	상부 두통 이마통증 백내장 녹내장
경추 2번	편두통 불면증
경추 3,4번	갑상선 편도선 난청 이명 비염 중이염 알레르기질환
경추 5번	잇몸질환
경추 6번	아토피염 피부병 승모근통증
경추 1-6번	간질 턱관절장애 틱장애 목디스크 두통
경추 4-7번	파킨슨씨병 손저림
경추 7번 돌출	뇌졸중(뇌출혈,뇌경색) 두통
흉추 1-3번	협심증 부정맥 언어장애 눈통증 심장병 뒷목통증 뒷머리통증 목디스크 두통 어지럼증 메니에르증후군 이석증 족저근막염
흉추 1-8번	우울증 불면증 역류성식도염
흉추 3-5번	고혈압 저혈압 무호흡증 폐기능저하 공황장애
흉추 4-7번	기관지천식 호흡장애 손저림 전신마비 오십견 어깨통증
흉추 6-8번	식도염 식도 개폐 조절 안됨 유방암 유방증 장단지통증 무릎아래마비 하지불안증후군
흉추 8-10번	당뇨병 췌장염 소화불량
흉추10-11번	간염 간경화 간암 쓸개질환 숙취해소 소화불량
흉추 11-요추1번	위에 관한 질환 위염 위하수 저체중 천골의 통증
흉추 11-요추2번	류마티즘
흉추 8-천추 끝	요통 다리통증
요추 2-3번	신부전증 난소질환 자궁질환 요실금 통풍 전립선질환 방광질환 월경통 난임
요추 4번	소장 대장의 모든 질환 변비 설사 크론병
요추 3-5번	고관절 통증
요추 5-천골1번	무릎의 모든 통증 치질 직장의 문제
앞골반	무릎 허리
옆골반	콩팥 방광 요실금 전립선
뒷골반	자궁 난소 발기불능 여성불감증 난임
뒷옆골반	옆골반 뒷골반의 제증상

골반과 척추를 보면 통증과 질병 상태를 알 수 있다. 위 그림에 각각의 부위와 상관되는 통증과 질병을 표시하여 보았다.

감염성 질환, 유전적인 질환, 음식이나 기호식품(술. 담배)을 잘못 섭취하여 생기는 질환을 제외하고는 거의 모든 통증과 질병은 골반과 척추의 변형으로 인해 생긴다. 원인과 결과가 확실한 질병과 통증은 병원에서 검진을 받아 현대의료 시스템으로 해결하면 된다. 다만 치료효과가 없거나 원인을 알 수 없는 질병과 통증이 있다면 골반과 척추를 만져보자.

현재 교과서에 나오는 질병과 통증의 원인과는 사뭇 다른 곳이 많은데 저자도 이 표가 정확하다고 단정 짓지는 못하겠다. 하지만 지금까지 저자가 진단한 바로는 골반과 척추의 문제로 인한 질병과 통증의 상관관계는 위의 표와 거의 비슷했다. 현대인들의 생활양식이 너무나도 빠르게 변화하니 그로 인한 골반과 척추의 변형도 급속하게 이루어지고 있다. 앞으로 질병과 통증을 진단하고 치료함에 있어서 참조하기를 바란다.

통증과 질병의 원인을 찾고 치료하는 데 있어서 합리적이고 시대정신에 맞는 발전이 이루어져야 한다. 그 때문에 골반과 척추의 중요성을 알리고자 함이니 틀림이 있다면 기꺼이 조언을 받겠다.

이는 시작에 불과하다. 앞으로도 많은 의료인들이 이 연구에 참여하여 더욱 정확하고 간편한 매뉴얼이 만들어지길 바란다. 그래서 치료받는 환자나 치료하는 의료인에게 많은 도움이 되었으면 좋겠다.

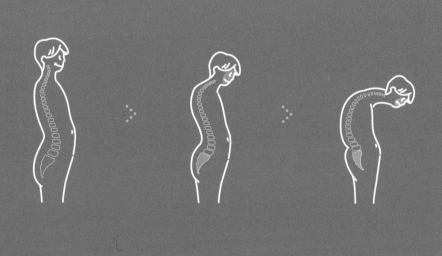

Chapter 2

골반의 변형이 척추에 미치는 영향

건강한 골반의 위치는 어디일까?

　건강하고 통증이 없는 골반의 위치는 어디인가? 어떻게 판단하고 측정해야 하는가? 현재 어느 교과서에서도 건강한 골반의 위치를 정확하게 말하고 있지 않다. 이에 환자를 치료했던 오랜 경험으로 알아낸 올바르고 건강한 골반의 위치를 말해보고자 한다. 이는 단지 이러할 수 있다는 가설을 공개하는 것이다. 앞으로 골반의 위치에 대하여 뜻 있는 분들과 여러 공론을 통하여 발전시키고 싶다. 환자들에게 명확한 도움을 줄 수 있는 계기를 만들어갔으면 하는 바람이다.

　골반은 양측과 전면을 이루는 2개의 관골(Hip Bone), 후면에 위치한 1개의 천골(Sacrum)과 미골(Coccyx)로 이루어져 있다. 그중 관골(Hip Bone)은 장골(Ilium), 좌골(Ischium), 치골(Pubis)로 이루어져 있다.

　우리가 인체 밖에서 골반의 위치를 측정할 수 있는 곳은 장골능과 천골의 상단 부위이다. 이는 피부 바로 아래에 있기 때문에 누구나 쉽게 촉지할 수 있다. 골반의 위치는 앞골반, 옆골반, 뒷옆골반, 뒷골반 이렇게 4개의 부분으로 측정한다.

골반의 구조

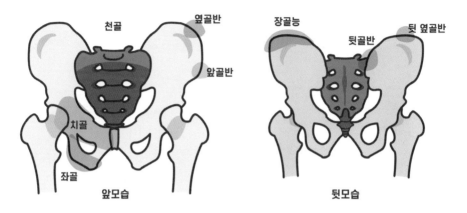

천골
옆골반
앞골반
치골
좌골
앞모습

장골능
뒷골반
뒷 옆골반
뒷모습

그림 26 골반의 구조와 앞골반, 옆골반의 위치

골반의 위치를 잡는 방법

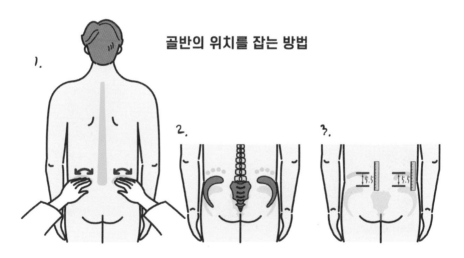

1.

2.

3.

그림 27 골반의 위치는 장골능의 위치로 결정한다. 만지는 것만으로 얼마나 올라왔는지 알 수 있다.

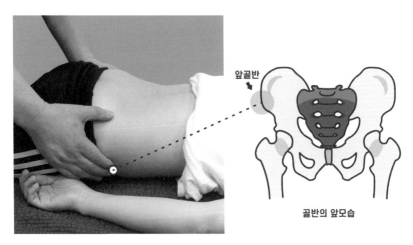

앞골반

골반의 앞모습

그림 28 **앞골반이 만져지는 위치.**

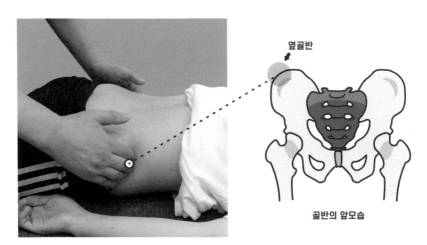

옆골반

골반의 앞모습

그림 29 **옆골반이 만져지는 위치.**

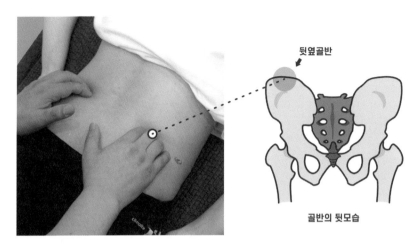

뒷옆골반

골반의 뒷모습

그림 30 뒷옆골반이 만져지는 위치. 장골능의 가장 윗부분에 위치해 있다.

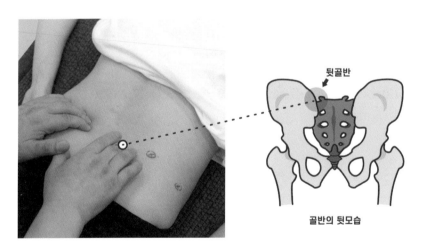

뒷골반

골반의 뒷모습

그림 31 뒷골반이 만져지는 위치. 장골능과 천골 상단이 만나는 지점이다.

환자를 엎드리게 한 뒤, 장골능의 앞, 옆, 뒤 옆, 뒤쪽을 손으로 촉진하여 골반의 위치를 잡는다. 이때 골반이 얼마나 올라가 있는지, 얼마나 틀어져 있는지를 알 수 있다. 골반이 올라가면 올라갈수록 통증이나 질병의 강도가 세지고 내려올수록 건강한 신체가 되는 것이다. 이처럼 '골반의 하향 안정화'는 건강의 중요한 척도다.

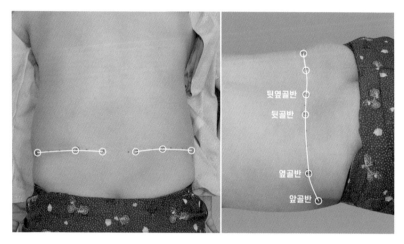

그림 32 **하향 안정화된 건강한 골반. 완만한 일자를 이룬다.**

앞, 옆, 뒤 옆, 뒷골반이 일자형으로 가지런히 있는 형태가 건강한 골반의 위치이다.

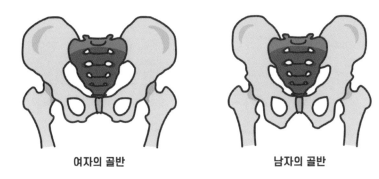

그림 33   여자의 골반은 원만하고 부드러우며, 남자의 골반은 다소 각지고 좁다.

골반은 성별에 따라 다른 형태를 가지고 있다. 남성의 골반은 좀 뾰족한 반면에, 여성의 골반은 원만하고 둥그런 형태다. 골반의 형태가 다르더라도 중요한 것은 **골반의 위치**이다. 성별에 상관없이 가지런하게 내려온 일자 형태의 골반이 건강한 골반이다.

골반이 건강하기 위해서는 천골의 모양과 요추의 배열도 중요하다. 척추의 구조물 가운데 극돌기, 천골, 꼬리뼈 부분은 손으로 만질 수 있다. 이 부분의 배열 상태를 살피고 가골이 자라나 있는 형태를 촉진하면 질병과 통증의 상태를 대강 알 수 있다. 천골은 부드러운 둔덕과 같이 완만하게 올라가서 꼬리뼈 쪽으로 완만하게 내려가는 형태가 좋다. 천골이 틀어지면 요통과 무릎 통증의 원인이 되기도 한다.

꼬리뼈의 변형이 심한 사람들도 있는데 골반의 위치 변형을 잡아주면 대부분의 통증과 질병이 호전된다. 이로 보아 저자가 생각하기에 꼬리뼈의 변형은 그다지 큰 문제가 되지 않는 것으로 판단된다. 즉 꼬리뼈 쪽으로는 척수 신경이 가지 않기 때문에 자율신경장애나 타율신경장애와는 거리가 있다. 단, 꼬리뼈를 교정한 후에 천골이나 요추 쪽으로 민감한 증상이 나타나 부작용을 겪는 환자들도 있다. 이는 꼬리뼈를 억지로 올리는 과정 중에 천골이나 요추에 자극이 너무 심하게 가서 신경을 압박하는 경우가 있기 때문이다. 이와 같은 문제들은 '골반의 위치'를 제대로 잡아주면 대부분 해결된다.

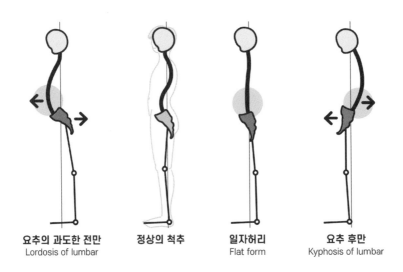

| 요추의 과도한 전만
Lordosis of lumbar | 정상의 척추 | 일자허리
Flat form | 요추 후만
Kyphosis of lumbar |

그림 34 **요추의 적정한 전만이 중요하다.**

골반의 위치와 더불어 중요한 것이 바로 요추의 전만이다. 요추 2-3번을 중심으로 요추전만이 이루어진 상태가 최적인데, 이는 건강체를 이루는 데 중요한 역할을 한다. 즉 흉추 8번에서부터 완만히 내려오면서 전만을 유지하다가 요추 2-3번을 중심으로 깊은 요추전만을 이룬 후 천골 쪽으로 다시 부드럽게 올라가 주는 형태가 제일 좋다.

골반의 변형, 올라감과 틀어짐

"골반이 틀어져서 문제가 생겼습니다."

의료인들이 이렇게 말하면 환자들은 당연히 내 몸의 문제가 골반의 틀어짐에 있다고 생각한다. 물론 의료인의 말이 틀린 것은 아니다. 하지만, 내 몸에 문제를 일으키는 일차적인 원인은 골반의 틀어짐이 아니라 **'골반의 올라감'**이다. 골반이 올라가면 천골 및 요추, 흉추, 경추의 배열이 틀어지고 사이사이의 공간이 좁아져 신경을 압박한다. 이 때문에 모든 통증과 질병이 일어나는 것이다.

일반적으로 골반이 틀어지면 한쪽 다리를 짧거나(단족) 길게(장족) 느끼는 사람들이 많다. 이들의 골반을 살펴보면 틀어진 것도 문제이지만 일차적으로는 골반이 너무 많이 올라가 있다. 때문에 올라간 골반을 내려주는 것이 치료의 주된 목표이다. 이때 어느 한쪽의 골반을 교정하는 것보다 **양쪽의 골반을 같이 내려주는 것**이 중요하다.

실제로 하반신추 요법을 쓰면 단족과 장족이 없어져 다리 길이가 같게 맞춰진다. 구두 한 축이 빨리 닳거나 바짓단의 한쪽이 길어지는 일이 없어지고, 여성분들의 경우 치마가 돌아가는 현상이 없어진다.

그럼 골반이 올라가면 어떠한 증상들이 생길까?

① 양쪽 골반이 모두 올라간 경우

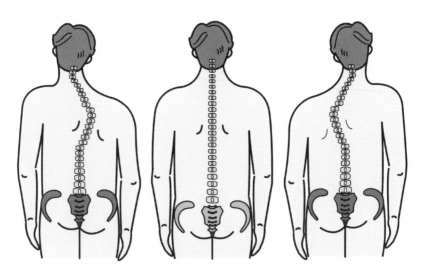

그림 35 **골반의 양쪽이 모두 올라간 경우(가운데는 정상골반의 위치).**

양쪽 골반이 모두 올라가면 좌골 신경통이 발생할 수 있다. 좌골 신경통은 다리가 저리고 땅기는 증상인데 다리 양쪽 모두 증상을 느끼는 경우가 많다. 좌골 신경통은 없더라도 요통이 심할 수 있는데, 이때 골반이 많이 올라갈수록 증세가 심하게 나타난다.

골반이 너무 심하게 올라간 경우에는 요통, 변비, 소변 문제, 소화불량 등이 올 수 있다. 더불어 가슴이 답답하고 숨이 잘 안 쉬어지며 뒷목이 땅기는 항강(項强)증세도 같이 오는데 이는 흔히 목디스크라고 불리는 증상과 비슷하다.

이러한 증상이 발생하는 이유는 올라간 골반으로 인하여 요추가 후만되어 일자허리가 되거나, 흉추가 굽어서 거북목이나 일자목이 되기 때문이다. 이는 두통이나 어지럼증과 더불어 안구건조증 등 머리와 눈의 문제를 유발하기도 한다.

이와는 반대로 요추전만이 너무 과도하게 되면 척추전방전위증이 되기 쉽다. 이 또한 골반이 올라가면 올라갈수록 증상이 심하게 나타난다. 척추전방전위증이 오래되면 반드시 요추 4-5번과 천골(요추 6번)에 가골이 자라나게 된다. 이때 이 가골을 녹이는 것이 치료의 관건이 될 때가 많다. 이러한 상태가 지속되면 척추 사이가 좁아지는 척추협착증도 오는데 척추협착증을 치료하는 첫걸음 또한 올라간 골반을 내려서 척추 사이의 공간을 늘리는 것이다.

② 한쪽이 올라간 경우

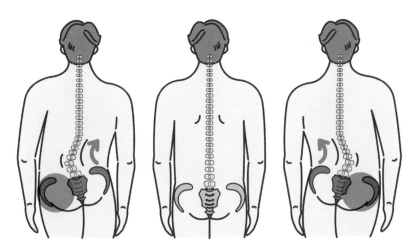

그림 36 　골반의 한쪽이 올라간 경우 상대적으로 위치가 낮은 쪽으로 통증이 온다.

골반 한쪽이 올라간 경우도 있다.

물론 한쪽은 정상인데 다른 한쪽이 올라간 경우도 있다. 하지만 대부분은 양쪽이 모두 올라갔는데 한쪽이 상대적으로 더 많이 올라간 상태이다. 때문에 **'상대적으로 높은 곳과 낮은 곳'**이라 하는 것이 정확할 것이다. 이런 경우 대부분의 80~90%는 낮은 쪽으로 요통 및 좌골 신경통(허리디스크)이 온다.

골반이 낮은 쪽으로 통증 및 저림이 오는 이유는 아무래도 중력으로 인한 것이 아닐까 싶다. 중력으로 인해 척추 및 주위 조직의 무게중심이 낮은 쪽으로 이동하기 때문이다.

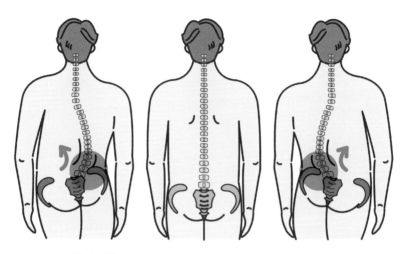

그림 37 **요추와 흉추가 틀어져 있는 경우 올라간 골반 쪽으로 통증이 느껴진다.**

나머지 10~20%는 올라간 골반 쪽으로 요통을 느끼거나 좌골 신
경통(허리디스크)이 생기는데 이는 요추 및 흉추의 변형과 밀접한 관
계가 있다. 즉 요추 및 흉추가 올라간 골반 쪽으로 휘어져서 신경을
압박하므로 해당 부위에 통증 및 저림 현상이 나타나는 것이다.

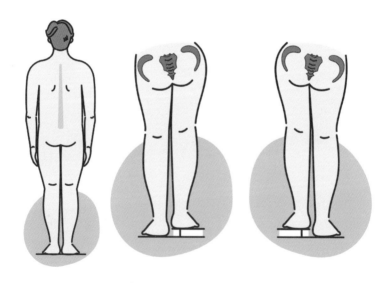

그림 38 **올라간 골반 때문에 생기는 장족과 단족.**

이때 대부분 골반이 올라간 쪽은 다리 길이가 짧아지며(단족), 골반이 상대적으로 낮은 쪽은 다리 길이가 길어진다(장족). 하지만 이와 반대되는 경우도 있다. 이때는 요추 및 흉추의 변형을 같이 살펴야 한다. 요추와 흉추의 변형이 심한 경우 골반을 최대한 밑으로 내리는 일이 치료의 첫걸음이다. 대부분의 경우 골반을 내리고 요추의 전만을 이루게 하면 흉추의 변형도 나아져서 다리의 길이가 같아진다.

③ 골반이 올라가지 않아도 문제가 있는 경우: 척추후만(일자허리)

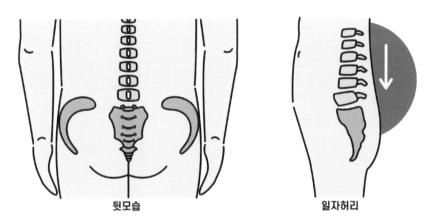

뒷모습   일자허리

그림 39 골반이 올라가지 않아도 문제가 생길 수 있다. 일자허리의 예를 보자.

골반이 올라가지 않았어도 요통이 오는 경우가 있다.

요추가 뒤로 튀어나온 경우(요추후만)에는 통증이 심할뿐더러 치료도 쉽지가 않다. 환자분들도 치료 중 심한 통증을 호소하는데 그러함에도 불구하고 최대한 골반을 내리고 요추전만을 유도해야 한다.

이때는 가골이 이미 많이 자라 있는 경우가 많다. 특히 노인들의 뼈에서 많이 나타나는데, 이렇게 되면 허리가 굽어지면서 등도 같이 굽게 된다. 가골이 많이 자라나 있다면 장기적으로 치료해야 하며 가골이 많을수록 어려워진다. 가골이 자라난 뼈는 딱딱하면서 울퉁불퉁하다. 심한 경우 튕겨 나오기도 하는데 인내심을 가지고 꾸준히 교정하다 보면 뼈가 점차 부드러워지면서 점점 제자리를 찾아간다. 또한 이에 비례해서 통증 또한 줄어들게 되어 있다.

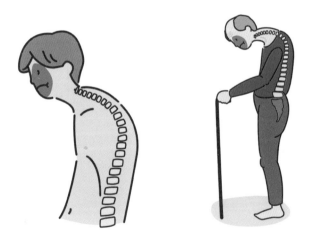

그림 40 골다공증이 있는 경우 흉추가 많이 굽는데, 요즘엔 젊은 사람들에게도 이와
같은 증상이 많이 나타난다.

골다공증 환자들은 흉추(등뼈)가 굽어 있는 경우가 흔하다. 이 경우 굽어 있는 흉추에 충격을 잘못 주면 갈비뼈가 금이 갈 수 있으니 특별히 조심하여 교정해야 한다.

최근 들어 굽어진 등을 펴는 수술이 노인들 사이에서 유행하고 있다. 젊어서 고생했던 세월의 안쓰러움이 수술로써 기꺼이 해소가 된다면 더할 나위가 없을 것이다. 하지만 수술이 두렵고 후유증이 걱정이 된다면 먼저 하반신추의 요법을 권하는 바이다.

굽어 있는 흉추를 치료하다 보면 가골이 일정 부분 녹으면서 허리가 일자로 섰을 때 통증이 커지는 때가 있다. 즉 요추후만을 요추전만으로 만들 때 일시적으로 일자허리가 되는데, 이때는 척추 사이의 공간이 좁아져서 통증과 뻣뻣함을 호소할 수 있다. 이 고비를 잘 넘겨야 한다. 포기하지 말고 조금만 더 치료하면 허리가 펴져서 당당하게 걸을 수 있다. 또한 치료과정 중에 등이 펴지면 내장기능이 향상되고, 뼛골을 채우면 뼈가 강해져서 골다공증이 개선되는 좋은 결과도 얻을 수 있다.

산후풍

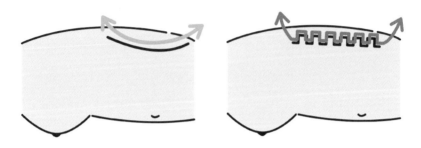

그림 41 **산후풍을 겪는 척추는 우둘투둘하다.**

여성분들의 경우 산후에 골반과 척추가 들뜨는 경우가 많다. 이때 심한 산후풍에 시달리는 경우가 많은데 골반과 요추도 문제이지만 흉추도 변형이 와 있으므로 신중하게 치료를 해야 한다. 우선적인 치료는 역시 골반을 내리고 요추를 전만시키는 것이다.

40대 초반인 임산부가 아이를 출산한 후 얼마 되지 않아 여행을 다녀왔다. 그런데 그 이후가 문제였다. 목이 너무 뻣뻣하고 어깨가 아파서 잠을 못 잘 정도로 통증이 심했다. 허리와 무릎이 아프고 다리가 쑤셔 잘 걷지 못할 정도까지 되어 대학병원에서 주사치료를 7달이나 받았다고 한다. 신물이 나도록 주사를 맞았지만 차도가 하나도 없어 회사 사람 소개로 본 한의원에 내원하였다.

대학병원에서는 근육의 문제라고 하면서 주사 및 진통제를 투여해줬지만 증상은 점점 심해져서 잘 걷지 못할 정도까지 되었다고 한다. 골반과 척추 상태를 진단해보니 골반이 4cm 정도 올라가 있고 요추 및 흉추가 제자리에 있지 않고 약간씩 들떠 있었다.

골반을 내리고 들떠 있는 요추 5번과 3-4-5번 흉추를 잡아주었다. 그런데 그 자리에서 다리를 절뚝이지 않고 바로 잘 걷는 것이었다. 목도 잘 움직이게 되고 다리도 저리지 않는다고 하였다. 환하게 웃으면서 "원장님 최고!" 하는데 기분이 좋아지는 하루였다.

3일 후 재진을 왔는데 마치 다른 사람 같았다. 날렵하게 걸어오는데 얼굴의 건강미가 마치 처음 본 사람처럼 생소했다. 골반과 척추를 살펴보니 한 번 교정하였음에도 불구하고 정말 많이 좋아져 부드럽고 매끄러운 골반과 척추로 변하였다. 물론 한 번으로 치료가 끝난 것은 아니다. 자리를 잡기 전에는 이러한 증상이 왔다갔다 반복되는 과정이 반드시 있다. 하지만 젊은 사람들의 뼈는 치료가 잘된다. 특히 가골이 아직 자라지 않은 젊은 여성의 뼈는 부드럽기 때문에 교정이 빨리 되는 편이다.

산후풍은 나이가 들어도 계속 엄마를 괴롭히는 병이다.

할머니들께 첫째를 낳고부터 또는 막내를 출산한 직후부터 생긴 허리의 통증이 벌써 사오십 년째라는 말을 많이 듣는다. 이러한 말이 의미하는 것은 무엇일까? 이는 산후에 골반과 척추가 올라가고 들떠 있는 상황이 엄마의 건강에 오랜 기간 지속적으로 악영향을 줄 수 있다는 것을 의미한다. 산후에 산모들의 골반과 척추를 바로 잡으면 세월이 가도 병 없이 아이와 행복하게 살 수 있다.

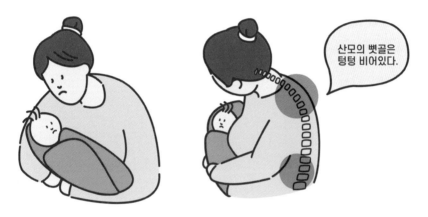

그림 42 **산모의 뼛골은 텅텅 비어 있으며 육아와 수유 등으로 인해 등이 굽기 쉽다.**

산후에 산모들은 이미 아기한테 모든 정(精)과 피(血)를 주었기 때문에 뼛골이 텅 비어 있는 상황이며 가장 허약한 상태이다. 또한 아이를 안고 키우거나 수유를 하다 보면 자연스레 등이 굽게 마련이다. 뼛골이 비어 있는데 등(흉추)까지 굽어 있으면 곧바로 산후 우울증이 오기 쉽다. 그러므로 뼛골을 채워주는 음식을 충분히 섭취해야 한다. 아울러 음식으로도 충분히 회복하지 못할 정도로 허약하다면 골수를 채워주고 강화시켜주는 한약을 같이 복용하도록 해야한다.

옛날에는 산후풍으로 몸이 너무나 힘들면 아이를 하나 더 낳아 산후조리를 잘하면 낫는다는 말이 있었다. 이제 와서 생각해보니 이는 출산을 할 때 들뜬 골반과 척추를 다시 임신과 출산의 과정을 통하여 제자리에 돌아가도록 만들자는 취지로 이해된다.

골반이 올라가면 생기는
척추(요추)의 변형 5가지

    말도 많고 탈도 많은 요통을 치료하면서 느끼는 바는 골반의 변형을 먼저 살펴보아야 한다는 점이다. 우리는 X-ray나 MRI상에서 나타나는 요추 4번, 요추 5번, 요추 6번(천골)의 변형만이 문제가 아니라는 것을 알아야 한다. 계속 강조를 하는 바이지만 골반과 요추의 관계를 잘 살펴서 내 몸을 관리해야 한다.

    전체적으로 요통 환자를 볼 때 젊은 사람들은 뼈가 부드럽기 때문에 치료가 빨리 된다. 대신에 뼈가 부드럽기 때문에 쉽게 골반이 올라가고 척추가 틀어져 다시 통증에 시달릴 수 있다. 그러므로 치료 중, 치료 후에 꾸준히 교정석을 대어 교정이 된 척추를 고정해야 한다.

    이미 가골이 자라나 뼈가 딱딱한 50대 중반에서 60대 중반의 요통환자들, 특히 남성들은 젊은 사람들에 비해서 치료기간이 길고 통증을 매우 민감하게 느끼는 경우가 많다. 하지만 뼈가 딱딱한 환자들은 한번 교정을 해놓으면 쉽게 골반이 올라가지 않고 척추가 잘 틀어지지 않는다는 장점이 있다. 이때도 물론 교정석을 꾸준히 사용하여 가골을 녹여야 통증이 줄어들고 재발이 없다.

요통의 일차적인 원인은 골반과 척추에 있다. 그러므로 이 장에서는 골반의 변형에 의한 요추의 변형 5가지를 중점적으로 살펴보고자 한다.

① 척추디스크(요추추간판탈출증)

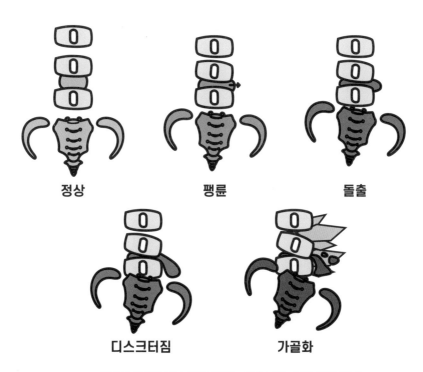

그림 43 **골반이 올라감으로 인해 생기는 디스크의 5가지 변형 단계**

'척추디스크'는 우리가 일생을 살면서 한 번쯤은 겪는, 이제는 일상화가 되어버린 질병이다. 간단히 말하자면, **'척추디스크'란 골반이 올라감으로 인해 요추 4-5-6번**(천골 1번)**의 공간이 좁아져 디스크가 압력을 받고 튀어나와 신경을 압박하여 생기는 질병이다.** 척추디스크라 하면 대부분의 사람들은 요추 4-5번과 골반에 주목한다. 하지만 흉추까지 치료의 주안점으로 두어 잘 살펴야 한다. 척추는 부분적으로 치료하면 안 된다. 반드시 척추를 하나의 축으로 생각하여 전일적인 관점에서 접근해야 한다.

흔히 디스크가 돌출되고 터졌으면 수술을 해야 한다는 말을 들을 것이다. 아픈 사람에게 MRI 사진을 보여주면 그 순간부터 환자는 MRI 사진 속의 디스크만을 생각하게 된다. 수술을 하든 시술을 하든 그 튀어나온 디스크만 없애면 다 해결될 것 같다는 상상에 빠져 섣부른 결정을 하기도 한다. 물론 수술을 권하는 의사만 탓할 수도 없다. 의사들은 수술과 시술을 위주로 전문적인 학습을 하였고, 그 학습에 의해 치료를 시행하기 때문이다. 때문에 다른 길을 강구하기보다 같은 방식의 치료법(수술과 시술)만을 시도할 수밖에 없을 것이다.

그런데 앞에서 언급했듯 〈척추의 강간〉이라는 논문이 발표된 뒤 2001년 자빅(Javik) 등의 후속연구에 따르면 미국에서 허리가 평생 한 번도 아프지 않은 건강한 사람들을 상대로 MRI를 촬영한 결과 65%에서 디스크의 팽륜이, 35%에서 디스크의 돌출이 있었으며 무려 6%의 사람들에게는 디스크 터짐이 관찰되었다고 한다. 그렇다면 환자가 본 MRI는 과연 무엇인가?

비록 오래된 연구이긴 하지만 지금도 그때와 크게 다르지 않을 것이다. 허리와 다리가 아픈 사람과 아프지 않은 사람의 척추 MRI 결과는 비슷하다. 다만 아픈 사람은 그것을 보았고 아프지 않은 사람은 그것을 보지 않았을 뿐이다.

② 척추측만증

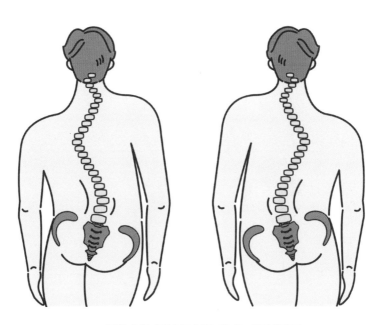

그림 44 골반이 올라감으로 인해 생기는 척추측만증.

일차적으로 척추의 기단은 골반이다.

골반이 올라가고 틀어지면 척추측만증이 유발된다. 젊은 사람들
은 초기에 치료하면 예상보다 결과가 좋다. 단지 올라간 골반을 내
리고 요추전만을 만들어주는 것으로 의외로 빠르게 호전될 수 있
다. 하지만, 이미 측만이 심해져서 늑골(갈비뼈)까지 틀어진 경우에
는 치료가 어렵고 치료기간이 길어진다. 그렇지만 하반신추 요법을
꾸준히 실시하면 숨쉬기가 편해지고 소화가 잘되며 피로감이 없어
진다. 삶의 질이 향상되니 포기하지 말고 도전해보자. 하반신추에
답이 있다.

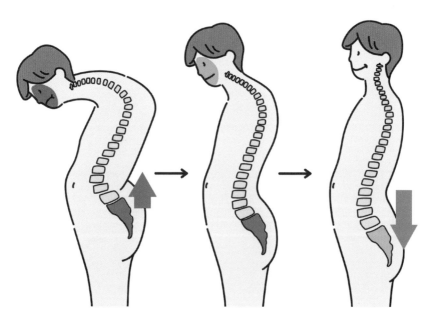

그림 45 하반신추 요법은 골반부터 요추-흉추-경추 순으로 치료한다.

이 하반신추의 요법은 반드시 골반부터 요추–흉추–경추의 순서로 치료한다. 척추측만증 환자의 척추는 대부분 S자 모형으로 휘어 있다. 이때도 인체의 뿌리인 골반을 최대한 하향 안정화하고 몸통 줄기인 요추전만을 부드럽게 만드는 것이 기본이다. 이렇듯 뿌리와 몸통 줄기가 바로 선다면 가지인 흉추도 바르게 설 것이다.

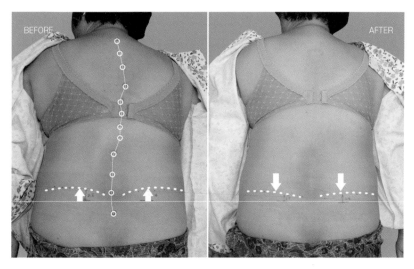

그림 46 50대 후반 여성의 척추측만증. 학교를 다닐 때부터 척추측만증으로 인해 가슴이 답답하고 소화가 안 되었다고 한다. 틀어진 체형이 싫어 교정을 받은 케이스다. 7회 교정 후 달라진 척추 상태.

흔히 척추측만증을 특발성 측만증이라 하여 치료방법이 없다고 말한다. 증상이 심해지면 보조기를 차고 거기서 더 심해지면 수술을 해야 한다고 생각하기 쉬운데 초기에 하반신추 요법을 쓰면 빠르게 호전된다. 기존 척추 교정 요법의 치료율이 낮은 까닭은 올라간 골반은 그대로 두고 척추 좌우만을 교정하였기 때문이다. 반드시 올라간 골반을 내려주어서 척추가 반듯하게 설 수 있는 공간을 만들어 주어야만 한다.

실제로 치료해보면 교정기를 차도 효과가 미미했던 환자들이 하반신추 요법으로 치료효과를 많이 보고 있다. 교정기는 측만의 상태를 악화시키지 않게 유지해주는 장치일 뿐 치료기기는 아니며 오랫동안 착용할 경우 근육이 약해지는 부작용이 있다. 결국 답은 하반신추 요법에 있다.

오래된 병은 치료하는 데 오랜 시간이 걸릴 수밖에 없다.
측만증은 오랜 시간에 걸쳐서 온 병이므로 시간이 좀 걸리더라도 꾸준하게 골반을 내리고 척추를 펴서 내 자존감을 높이자.

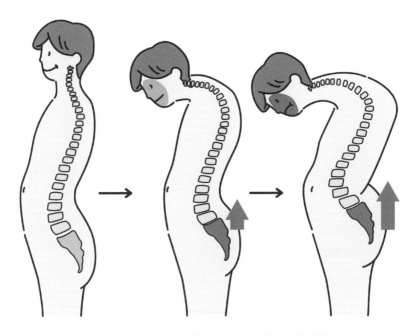

그림 47 골반이 올라가 요추가 앞으로 밀리는 전방전위증.

요즘은 젊은 사람들에게도 심심치 않게 보이는 척추전방전위증.

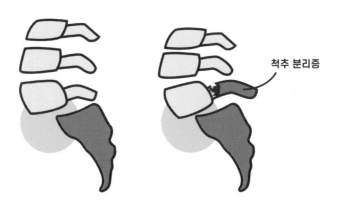

그림 48 척추측만증과 척추분리증은 연관이 깊다.

척추전방전위증은 잘못된 자세로 오래 앉아 있기 때문에 오는 경우가 많으며 척추분리증하고도 연관이 깊다. 일반적으로 척추전방전위증은 척추가 부정형 상태에 있다. 때문에 척추전방전위증 환자의 척추를 교정하면 부정형의 상태가 오히려 악화될 수 있다고 생각하는 의사들이 많다. 의사들이 교정 자체를 금기시하니 환자와의 오해가 많을 수밖에 없다.

척추전방전위증은 요통, 엉덩이 통증, 하지 방산통, 저림이나 시림뿐 아니라 다리 감각에 이상이 생기기도 한다. 또한 간헐적 파행이라 하여 잘 걷지 못하는 증상이 나타날 수 있다. 이외에 무릎 통증이나 변비에 시달릴 수도 있는데 이는 요추 5번과 요추 4번의 문제와 병발하기 때문이다. 척추협착증과 같이 병발하여 허리를 뒤로 젖히면 힘이 들고 수그리면 좀 편해지기도 한다.

척추전방전위증의 증상이 심해지면 하지 방산통으로 인하여 잘 걷지 못하게 된다. 잠시 산책을 나가더라도 주저앉아 쉬었다 가기를 반복한다. 이러한 증상들은 보존적인 치료로는 효과를 보기 어렵다. 척추전방전위증은 구조적인 문제이기 때문이다. 몸의 골반을 중심축으로 할 때 요추 3-4-5번이 앞쪽(배쪽)으로 밀려 나가는 형태를 보이는데, 이 때문에 수술만이 답이라 생각하는 경우가 많다. 이때 두려워하지 말고 골반을 먼저 내려보자. 많은 경우 답은 골반에 있었다. 요추 3-4-5번의 전방전위만을 생각한다면 치료는 실패할 수밖에 없다.

저자는 이 병을 교정하고 치료하면서 특이한 점을 발견하였다. 모두 다 그런 것은 아니지만 요추 4-5번이 밀려 나가는 환자들의 경우 천골 1번에서 요추 5번 사이에 딱딱한 돌기 같은 가골이 만져졌다. 역시 골반을 내리고 가골을 작게 하니(완전히 없어지는 아니함) 통증이 사라졌다. 이런 환자분들 중에는 당장의 통증과 척추유합술(척추에 심을 박고 나사로 고정하는 수술) 등이 무섭기도 하지만 수술 후의 후유증이 더 무섭다는 사람들이 많다. 물론 수술을 하여서 아주 편해진 환자분들도 있겠지만, 그 후유증도 만만치 않다. 척추유합술을 받은 후 얼마 가지 않아 철심을 고정한 척추의 위아래가 좁아지고 변형이 되어(인접분절퇴행) 힘들어하는 경우를 많이 보았다. 이에 실제로 수술을 권유받은 세 명의 환자들에게 시행한 치료과정과 방법을 한방재활학회(2020.01)에 논문으로 발표하였다. 필요하신 분들은 꼭 참조하시길 바란다.

사실이 이러함으로 수술을 결단하기에 앞서 하반신추 요법을 권해보는 바이다.

④ 척추협착증(Stenosis)

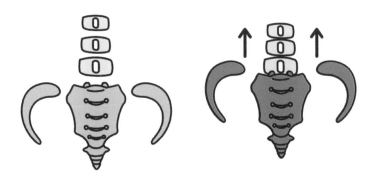

그림 49 **척추협착증도 올라간 골반이 문제이다.**

보통은 척추관협착증이라고 하는데 저자는 관이라는 말을 뺐다. 왜냐하면, '넓은 의미로서의 척추협착증'의 치료가 환자분들의 가슴에 희망을 심어주기 때문이다.

생각해보자. 척추관협착증이라면 척추관이 좁아졌다는 말인데 척추관이 좁아져서 문제가 된다면 24시간 통증에 시달려야 할 것이 아닌가? 그렇다면 모두 다 수술을 해야만 낫는 병이 되지 않는가? 하지만 대부분의 환자분들은 평상시에는 아무렇지 않은 생활을 한다. 단지 걸을 때 허벅지, 정강이, 발목, 발뒤꿈치가 저리고 땅길 뿐이다. 잠시 쭈그려 앉으면 좀 나아져서 다시 제대로 걸을 수 있다. 즉 앉아 있을 때는 멀쩡하지만 서서 걸을 때만 통증이 오는 것이다. 이를 종합해보면 꼭 척추관이 좁아져 신경을 압박한다는 것도 아니지 않은가?

척추협착증이라고 진단을 받은 환자들에게서 흥미로운 사실을 발견했다. 걸을 때 엉덩이 뒤쪽이나 앞쪽, 옆쪽이 땅기고 발까지 저려 화끈거리는 환자들은 요추 3-4-5-6번(천골 1번)에 문제가 있었다. 하지만 무릎 아래만 저리고 땅기면서 화끈거리는 환자들은 흉추가 굽어 있는 사람들이 많았다. 이 환자들의 경우 굽은 등을 펴주니 걷는 것이 편해지고 통증이 사라졌다. 물론 요추 3-4-5-6번(천골1번)에 문제가 있는 경우나 엉덩이에서 무릎 정도까지만 이상이 있는 경우에는 골반을 내리고 요추를 전만시켜주면 해결이 된다. 하지만 무릎 아래쪽까지 이상이 있는 경우에는 반드시 굽은 흉추를 펴 주어야만 모두 해결이 되었다.

어느 날 70대 중반의 신사가 협착증으로 인하여 허리가 아프고 두 다리가 저리며 감각이 없어서 내원하였다. 월남전에 파병되어 헌병대에서 근무하던 중에 허리를 많이 맞았다고 한다. 그래서 이런 병이 생겼나 보다 하면서 진통제를 몇 달치 받아서 약을 먹었지만, 효과는 없었다. 허리 통증은 점점 더 심해지고 다리의 감각이 점점 없어지니 운전조차 어려워졌다. 병원에서는 여러 차례 수술을 권하였다. 고민을 하던 중 협착증 수술을 한 친구들 네 명 중 세 명이 허리와 다리를 마음대로 못 쓰고 목발을 사용하는 것을 보게 되었다. 절대 수술은 아니라고 다짐을 하게 되었고, 간절한 마음으로 본 한의원에 내원하였다.

역시나 골반이 올라가 있었고 일자허리에 흉추 또한 심하게 굽어 있었다. 골반을 지속적으로 내리고 요추를 전만시키면서 굽어 있던 흉추를 펴니, 허리의 통증이 많이 줄고 다리의 감각이 많이 좋아져 편히 걷게 되었다. 그리고 무엇보다 운전이 즐거워졌다고 한다. 직접 지으셨다며 옥수수며 고추를 듬뿍 차에 싣고 가져오시기도 하였다.

나이가 들어서 등이 굽는 것이 척추협착증의 일차적인 원인이라고 생각해본 적 있는가? 한 번쯤은 생각해보아야 할 숙제라고 생각한다. 등이 굽은 사람이 무릎 아래 다리가 저리고 아프다면 일차적으로 등을 펴야 한다.

장시간 운전을 하는 사람, 등을 구부리고 작업을 하는 사람, 운동을 많이 하는 사람들은 특히 유념해서 하반신추 요법을 이해하고 실천하기를 바란다. 척추협착은 대부분 나이가 들면서 서서히 나타나는 병이고 척추 전체에 문제가 나타나기 때문에 치료기간 또한 길어질 수밖에 없다. 그러니 환자분들도 인내심을 가지고 꾸준하게 치료에 임해주시길 바란다.

⑤ 요추후만증(일자허리)

요즘에는 시장이나 마트에 가보면 먹을거리가 풍부하고, TV나 인터넷을 봐도 각종 먹방으로 가득하다. 하지만 먹거리가 풍부해진 만큼 소화계통에 문제가 생기는 사람들도 많아졌다. 조금만 먹어도 가스가 차고 소화가 안 될 뿐만 아니라 비쩍 말라 소변도 시원찮고 변비나 잦은 설사에 시달린다. 여기에 더하여 매일같이 허리가 아프고 다리가 저리며 심하면 서지도 앉지도 못하는 상황이 되어버린다. 이러한 증상들의 원인이 요추후만증에 있다면 믿을 수 있겠는가?

어찌 보면 요추후만증은 척추 치료의 관점에서 볼 때 가장 어려운 질병이다. 노인들의 굽은 허리는 대부분 요추후만증이 원인이 되어 나타나는데, 예전에는 척추 결핵이나 압박골절로 많이 생겼다. 노인들의 굽은 허리를 펴기란 여간해서는 효과를 기대하기 어렵다.

그런데 요즘 젊은 사람들 중에도 이러한 요추를 가진 경우가 많아지고 있다. 대부분 앉는 자세에 문제가 있는 경우가 많은데 다리를 꼬고 앉거나 의자 앞쪽으로 걸터앉으면 천골이 뒤로 가면서 요추후만이 된다. 이때에도 골반을 내리고 요추의 전만을 만들어야 하는데 이러한 변형이 오래되면 위에 서술한 증상들이 나타난다.

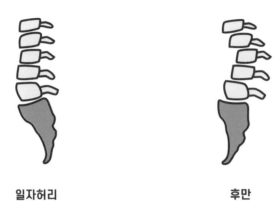

일자허리   후만

그림 50   일자허리가 심해지면 요추후만으로 이어진다.

   다행히 젊은 사람들은 뼈가 유연하여 노인들보다 교정이 비교적 쉽게 잘되는 편이다. 단지 교정 시에 후만이 되어 있던 요추가 전만으로 갈 때만 일시적으로 일자허리가 되면서 긴장을 하게 된다. 이때 허리의 긴장으로 인하여 통증이 심하게 올 수도 있다. 당황하지 말고 골반을 내리고 요추의 전만을 지속하면 통증이 사라지고 소화가 편해지며 대소변이 원활하게 된다. 그러면 마른 몸에 살이 붙어 보기 좋은 체형을 갖게 된다.

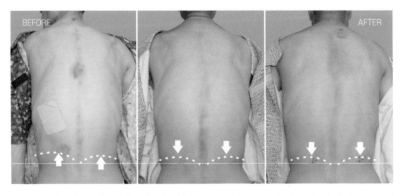

그림 51   일자허리로 인하여 소화불량이 심하고 못 먹어서 살이 빠진 상태. 골반을 내리고 요추전만을 만들어주니 소화가 잘되고 살이 붙었다.

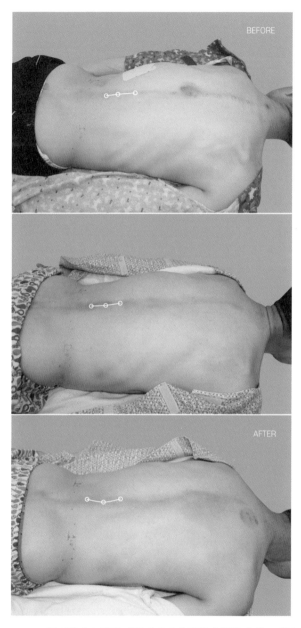

그림 52 　일자허리가 점점 개선되며 요추전만이 만들어지는 과정.

새가슴

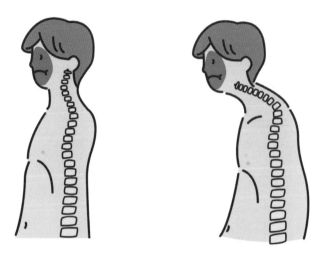

그림 53　**흉추가 가슴 쪽으로 너무 들어간 경우.**

　요추후만증(일자허리)이 있으면서 등뼈가 가슴 쪽으로 너무 들어간 경우가 있다. 이럴 때는 대부분 심폐기관과 소화기관이 약하다. 몸이 무거워지고 기력이 없어진다. 혈압이 낮아서 매사에 수동적으로 변한다. 심장이 약해져 각종 심장병에 취약하게 되고, 폐가 약하여 숨을 깊이 들이마시고 내쉴 수가 없다. 면역력이 약해 감기에 잘 걸리고 기침, 가래, 천식에 시달린다. 항상 체기가 있어 식사를 잘 못하므로 체중이 준다. 추위에 약하면서 무릎에 힘이 없고 손발이 차고 저리다. 그러므로 우울증에 힘들어하는 경우가 많은데 어려서부터 약골이지만 점차 성장하면서 개선이 되는 수가 있다.

등뼈가 가슴 쪽으로 들어가면 새가슴이라 하여 흉골 쪽이 앞으로 튀어나오는 경우가 많다. 이런 때는 일자허리 즉 요추후만을 치료해야 한다. 골반을 내리고 요추를 부드럽게 전만시키는 하반신추요법을 장기간 꾸준히 하면 점차 흉추가 뒤로 올라오면서 증상이 개선된다.

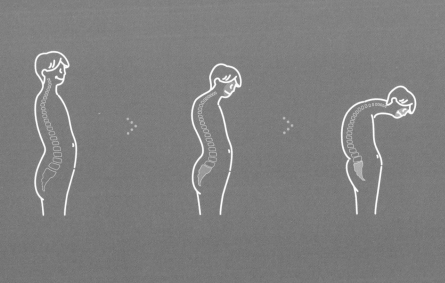

Chapter 3.

허리디스크와 목디스크는 하나이다

올라간 골반이
흉추의 변형을 일으킨다

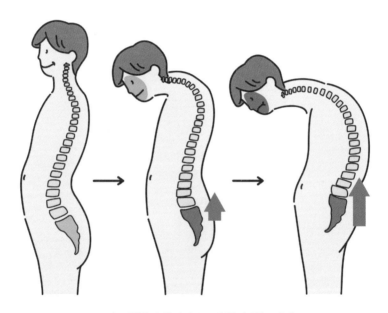

그림 54 골반이 올라감으로써 등이 굽는 과정.

목디스크의 원인을 경추에서만 찾지 말자.

대부분의 목디스크는 흉추의 변형에서 온다. 그동안 경험상으로 살펴보면 목디스크의 원인 중 80% 정도가 흉추의 이상으로 인한 것이었다. 그런데 흉추의 변형은 올라가고 틀어진 골반의 변형이 일차적인 원인일 때가 많았다. 올라간 골반은 요추의 변형도 일으키지만, 요추보다 가늘고 변형이 잘되는 흉추도 굽게 한다. 흉추가 굽게 되면 거북목, 일자목이 되어 목디스크를 유발한다.

골반이 올라가 생기는 요추의 변형은 허리디스크를 유발한다. 요통, 다리 저림, 하지 방산통의 증상이 발생하고 더 나아가 흉추의 변형을 일으킨다. 그리고 흉추의 변형은 뒷목의 뻣뻣함, 두통, 안구건조증을 동반한 안구의 피로와 눈 통증, 두통, 어지럼증, 견비통, 손 저림 등 목디스크의 증상을 유발한다.

두통과 목디스크의 직접적인 원인인 흉추(등뼈)에 주목하자.

골반의 변형이라고 하면 흔히 요추(허리뼈)의 변형만을 생각하기 쉽다. 하지만 실상 골반에 변형이 오면 척추 전체에 영향을 미치게 된다. 그중 '흉추의 변형'을 특히 주목해야 한다.

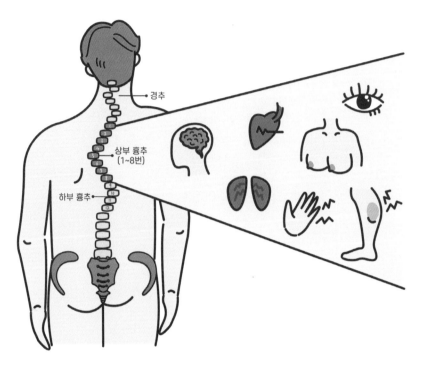

그림 55 **상부 흉추는 우리 몸에서 가장 중요한 생명활동과 직접 연결되어 있다.**

흉추 1번과 8번 사이는 우리 몸에서 가장 중요한 생명활동과 직접 연결되어 있다. 즉 눈, 뇌, 심장, 폐와 직접적으로 관련되어 있는 것이다. 경추 7번과 흉추 1번의 이상은 극심한 두통 및 눈 통증을 동반하며, 심한 경우 뇌출혈이나 뇌경색을 일으키는 중풍의 원인이 될 수도 있다.

흉추 1번에서 3번까지의 이상은 두통, 눈 통증, 어지럼증, 협심증, 부정맥, 언어장애 등을 일으킬 수 있으며, 3번에서 5번까지의 이상은 고혈압, 저혈압, 수면무호흡증, 폐 기능 저하를 일으키고 4번에서 7번까지의 변형은 기관지천식, 호흡장애, 손 저림, 오십견, 어깨 통증 등을 일으킨다. 그리고 6번에서 8번의 이상은 식도염, 유방병, 장딴지 통증, 하지 저림, 무릎 아래 마비 등을 일으킨다. 특히 쥐가 나는 하지 저림증 등 하지불안장애가 있으면 요추, 즉 허리병을 의심하는데 이때는 반드시 흉추를 같이 살펴서 교정 치료해야 한다.

자전거를 오래 타는 사람들은 하지 저림을 많이 하소연한다. 이는 요추 4-5번의 문제가 아닌 흉추의 문제로, 고개를 숙인 상태로 장시간 라이딩을 하게 되면 흉추가 굽어 이러한 증상이 생긴다. 실제로 이런 환자분들이 꽤 많다. 요추협착증으로만 알고 치료를 하니 효과도 없다. 그런데 골반을 내리면서 요추·흉추를 동시에 교정하면 증상이 완화되는 것을 볼 수 있다.

이렇게나 많은 질병이 흉추와 연관되어 있다. 그러니 등뼈를 바로 세워야 한다. 굽은 등, 굽은 목, 거북목, 일자목의 원인인 흉추의 변형을 가볍게 여기면 안 된다. 증상이 보이면 바로 치료해야 한다.

목디스크 환자들은 참기 힘든 두통, 어지럼증, 가슴통증, 눈 통증, 안구건조증, 호흡곤란, 천식, 기침, 어깨 통증, 손 저림, 역류성 식도염 등 위장장애와 더불어 우울증, 공황장애를 동반하는 경우가 많다. 그리고 목의 변형은 비염, 이명, 중이염, 갑상선병, 불면증 등으로 진행된다. 심지어 치매와도 관련이 깊다. 그러므로 목디스크를 치료할 때는 경추의 이상을 불러오는 흉추 1번에서 8번까지를 잘 살펴 치료해야 한다. 특히 역류성 식도염은 단지 서구화된 식습관 때문에 발생하는 증상이 아니다. 서구화된 생활습관도 역류성 식도염의 주된 원인이다. 분명 역류성 식도염은 우리나라에서 드문 병이었다. 하지만 오랜 시간 의자에 앉아서 사무를 보고, 운전을 하고, 침대나 소파에서 생활하는 등의 습관 때문에 흉추가 변형되어 흔한 병이 되고 있다는 것을 한 번쯤은 생각해보아야 한다.

일례로 30년 동안 체한 증상과 극심한 두통을 호소하는 목디스크 환자분이 계셨다. 그동안 양약, 한약, 주사, 침 등 여러 가지 치료를 백방으로 해 보았으나 그때그때 잠시 괜찮을 뿐이었다. 올라간 골반을 낮추어 척추 사이의 공간을 확보한 다음 뒤로 튀어나온 흉추를 밀어서 교정하니 그동안 괴롭혔던 두통 및 체한 증상이 완전히 사라지게 되었다. 지금은 건강하고 활기찬 삶을 살고 계신다. 물론 목디스크 증상도 같이 좋아졌다.

흉추의 틀어짐은 앞서 설명한 목디스크 증상과 더불어 심장의 이상으로 인한 고혈압과 부정맥, 심근경색 등을 유발하게 한다. 또한 역류성 식도염 등 소화기 질환과 밀접한 연관을 가지고 있는데, 특히 역류성 식도염은 흉추를 교정하면 반드시 효과를 보게 되어 있다.

다음으로 눈여겨볼 것은 폐 기능의 저하이다. 흉추의 틀어짐은 기침, 천식 등 폐 질환을 유발한다. 또한 심폐기능이 저하되면서 기운이 약해져 무력감을 느낀다. 전신이 쉽게 추워지고 수족냉증에 시달리는 경우가 많다. 이러한 증상이 심해지면 우울증, 공황장애 등의 정신적인 문제로까지 이어지니 자세히 살펴서 치료를 해주어야 한다. 또한 여성분들은 유방에 문제가 있을 수 있다.

이와 같이 등이 굽으면 우리 생명활동의 중심이 되는 뇌, 심장, 폐의 기능이 저하되며 정신력이 약해진다. 따라서 등을 펴야 건강한 몸과 정신을 유지하며 살 수가 있다.

멍에를 아시는가?

멍에는 마소가 달구지나 쟁기를 끌 때 등에 거는 것이다. 다른 행동을 하지 못하도록 얽어매는 것이니 멍에를 지는 것은 괴로운 일일 것이다. 사람이 멍에를 쓰면 어찌 될까? 예전에는 전쟁포로들에게 멍에를 씌웠다고 하니 괴롭고 힘든 것이 사실일 것이다. 그런데 이 상부 흉추의 변형이 바로 멍에를 지고 있는 것과 비슷하다. 각종 통증과 장부의 기능 저하로 말미암아 극심한 만성 피로에 시달리며 의욕이 없다. 이러한 증상을 가졌다면 골반을 내리고 등을 펴서 멍에를 내려놓아야 한다.

생명을 위협하는 흉추의 변형

흉추의 변형으로 인한 질병은 위험도가 높다.

생명활동의 중심인 심장, 폐, 눈 등에 생기는 질환은 하나같이 건강에 치명적이다. 주지하다시피 심폐기능은 생리적 활동의 중심이다. 뇌와 눈의 생명력을 유지하여 건강한 정신력을 갖게 한다. 흉추의 위치가 정상적이면 심폐기능이 강화되어 뇌의 혈액공급이 풍부해진다. 혈액공급이 풍부해 충분한 산소와 영양이 공급되면 뇌의 기능은 자연히 강화된다. 아울러 뇌와 같은 혈관을 쓰는 눈에도 영향을 미쳐 밝은 눈을 가질 수 있다.

심장에서 뇌로 피가 공급되지 못하면 뇌경색이 오며, 심장의 압력이 너무 높아지면 뇌출혈이 온다. 최근 들어 혈압약 복용으로 인하여 뇌출혈은 감소하고 뇌경색이 많아지는 추세이다. 심장마비나 심근경색, 뇌경색, 뇌출혈 등은 생명을 위협하는 치명적인 질병들이다. 흉추의 변형은 위와 같은 심각한 질병들을 일으킬 수 있다.

때문에 평상시에도 골반과 척추의 변형을 항상 조심해야 한다. 하반신추 요법을 게을리하지 말고 열심히 몸을 가꾸어야 항상 건강한 몸을 유지할 수 있다.

아래 사진을 보자. 이 환자는 허리디스크로 대학병원에서 수술일정을 잡아놓고 지푸라기라도 잡는 심정으로 한의원에 내방하였다.

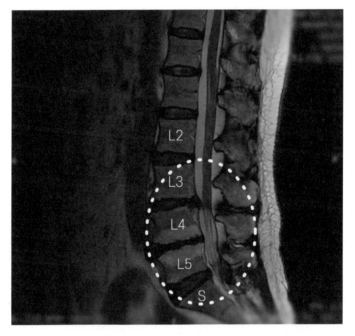

그림 56 **요추 3-4번과 요추 5-6번에 추간판 탈출이 보인다.**

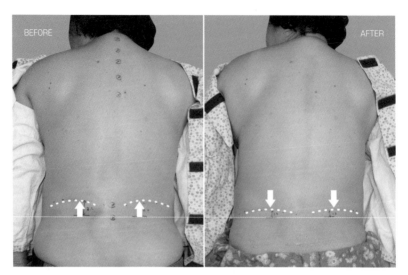

그림 57 골반이 올라가 요추 간 공간이 좁아지고 등이 굽어 거북목이 심한 상태.

사진으로 확인하니 골반이 양쪽으로 3cm 정도 올라간 상태였고, 허리 통증과 다리 쪽 방산통이 심하였다.

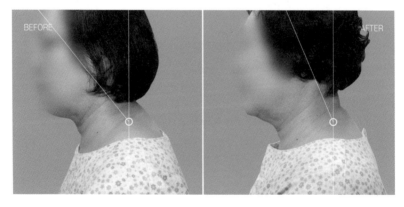

그림 58 거북목이 많이 호전된 상태. 두통과 어지럼증이 없어졌다.

그런데 목 뒤를 보자. 거북목이 너무 심하여서 사발을 하나 엎어 놓은 것처럼 보이지 않은가? "머리는 괜찮으세요?" 하고 물어보니 머리가 아프고 어지러워 밤중에 응급실을 자주 간다는 것이었다.

허리가 아파서 죽는 사람은 없다. 하지만, 상부 흉추의 이상으로 심장에 무리가 오고 뇌에 이상이 생기면 죽을 수도 있다. 허리보다 더 응급인 상태가 상부 흉추라 말씀드리고 치료에 임했었던 기억이 난다.

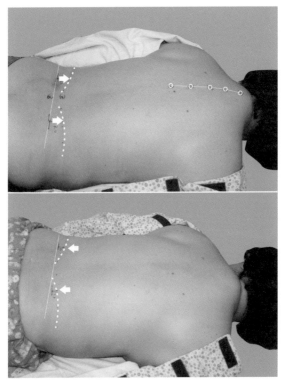

그림 59 **골반이 내려가고 굽은 등이 펴져 거북목이 호전되었다.**

치료 후 골반이 내려가고 상부 흉추가 많이 가라앉았다.

수술을 하지 않고 치료가 잘되어 요즘에는 외부활동도 왕성하게 한다고 하신다. 그래도 너무 무리를 하면 허리가 안 좋아 가끔 오시는데 다행히도 두통과 어지럼증은 없다고 하신다.

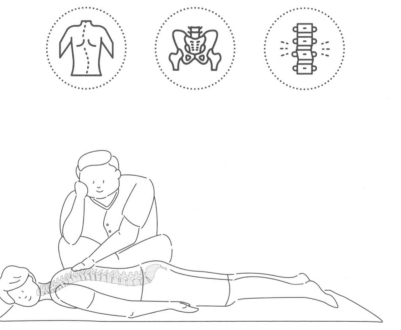

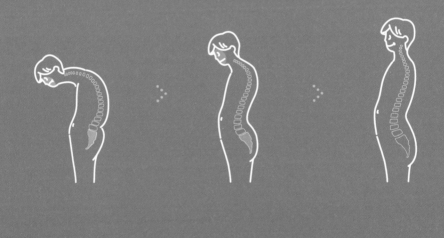

Chapter 4

그리하여, 어떻게 치료 해야 하는가

한의원에 내방하는 환자들 중에는 의료진에 대한 불신과 절망감이 큰 분들이 많다. 때문에 환자들에게 질병과 통증의 원인을 설명하고 치료방법을 제시해도 동의를 구하는 것은 쉽지 않다. 질병을 고치기 위해 아픈 몸을 이끌고 전국을 순회하듯 돌았지만, 결국 치료하지 못했으니 당연한 현상이라고 생각한다.

　이때 하반신추의 뜻을 설명하고 동의를 구하면 이런 이론은 처음 듣는다며 놀라워한다. 왜 다른 곳에서는 이런 말을 해주지 않았냐고 탄식하시기도 하신다. 아는 것만큼 보이고 보이는 것만큼 느끼는 것이다. 물론 이 이론이 100% 다 맞을 수는 없다. 하지만 해볼 것은 다 해본 환자가 마지막 심정으로 치료에 동의하는 것을 임상현장에서는 자주 볼 수 있다. 순간적인 믿음과 불신 사이에서 흔들리는 눈빛을 대할 때마다 나 또한 흔들릴 수밖에 없다. 환자들에게 통증과 질병의 근본적인 원인을 알려주는 것은 신뢰를 형성하는 첫 번째 조건이다. 의료인으로서의 책임감이 더욱 막중해지는 순간이다.

이 장에서는 치료의 대강을 사실대로 가감 없이 설명하고자 한다. 누구 하나라도 이 책을 통해 질병과 통증의 원인과 해결방법을 찾는다면 영광이겠다.

첫째,
골반을 내리는 것이
급선무이다

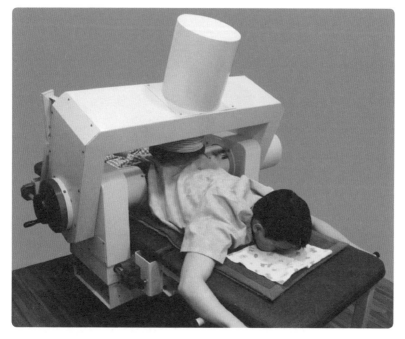

그림 60 　영진한의원에서 사용하는 골반 교정 장치. 골반을 내리는 데 사람의 힘으로
는 한계가 있다. 앞골반, 옆골반. 뒷옆골반, 뒷골반을 차례로 내려준다. 앞으로
더 정밀하고 편한 골반 교정 장치가 만들어졌으면 좋겠다.

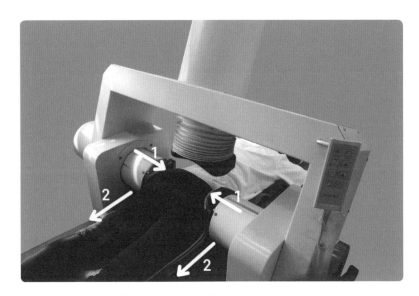

그림 61　앞골반과 옆골반을 내려주는 1차 과정

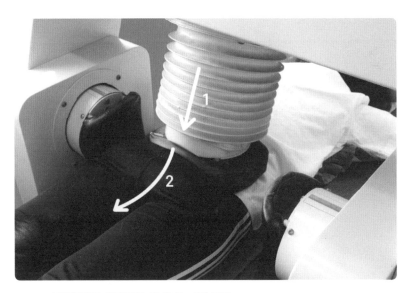

그림 62　뒷옆골반과 뒷골반을 내려주는 2차 과정

모든 통증과 질병의 원인을 신경 흐름의 이상으로 보았을 때 신경을 압박하지 않는 척추 간의 공간 확보는 필수불가결한 조건이 된다. 이 필수불가결한 척추 공간의 확보를 위해서는 우리 몸에서 가장 큰 뼈 구조인 골반이 먼저 움직여야 한다. 이때 중요한 것이 바로 '골반의 하향 안정화'이다. 즉 골반이 먼저 아래로 움직여서 안정화가 될 때 요추전만이 이루어지는 공간이 생기는 것이다.

　　골반의 하향 안정화가 이루어지지 않으면 절대로 요추의 전만이 이루어질 수가 없다. 요추의 전만이 이루어지지 않으면 바로 위의 구조물인 흉추를 바로잡기가 난망하다. 또한 흉추를 바로잡지를 못 하면 흉추 상부 구조인 경추를 바로 하기 힘들어지니, 모든 통증과 질병의 치료원칙을 세울 때 반드시 골반의 하향 안정화를 일차로 삼고 다음 이차로 요추의 전만을 생각하여야 한다.

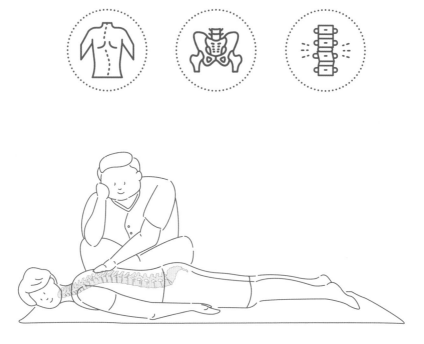

골반을 내리는 방법

　골반을 내려주는 데 있어서 제일 좋은 방법은 환자를 엎드리게 한 뒤, 장골능(Illiac Crest)을 30~45도로 하여 환자의 발 쪽을 향해 발의 압력으로 밀어주는 것이다.

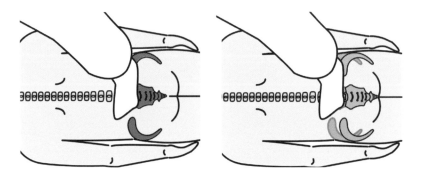

그림 63 **올라간 골반을 내리는 방법.**

　단, 아이들이나 노약자들은 발을 사용하면 압력이 너무 커서 사고가 날 수 있으므로 손을 사용하여 같은 각도로 밀어주면 된다. 성인들의 골반이나 요추뼈는 손으로는 움직이지 않으니 변형을 잡을 때 발의 압력을 사용하는데 골반을 내리는 장치의 도움을 받은 후 시행하면 더욱 좋다. 앞골반은 엎드린 상태에서는 내리기 어렵다. 반듯이 눕게 하여 발로 내려주는 방법이 있지만, 통증이 있고 민감한 부위라 권하지 않는다.

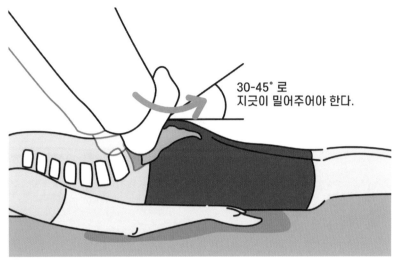

30-45°로
지긋이 밀어주어야 한다.

그림 64 **골반을 내릴 때는 숙련자가 비스듬한 각도로 밀어주어야 한다.**

처음에 뒷옆골반을 내리고 다음 옆골반, 뒷골반, 천골의 순서로 내려준다. 이 순서에 크게 연연할 필요는 없지만 높은 쪽을 아래로 내려준다는 생각을 가지고 시행해보자. 힘의 하중을 균등하게 하여 양쪽을 반복하여 골고루 내려주는데 상대적으로 낮은 쪽을 먼저 내려주는 것이 효과적이다.

이때 반드시 두꺼운 이불이나 쿠션 위에 환자가 엎드려야 한다. 딱딱한 방바닥에서 시술하면 자칫 갈비뼈에 금이 갈 수 있고 척추의 손상이 올 수 있다.

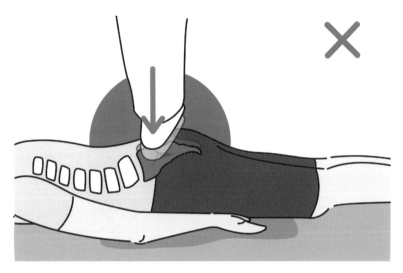

그림 65 **골반을 내릴 때는 수직으로 누르면 안 된다.**

또한, 반드시 30~45도 각도로 환자 발 쪽을 향해 지긋이 밀어주어야 하는데 너무 급하게 누르거나 위에서 아래쪽으로 (수직으로) 누르면 뼈에 골절이 생기는 등 이상이 올 수 있으니 항상 조심하여 시행하여야 한다. 한두 번으로는 안 되며 부드럽고 지긋하게 지속적으로 4~5회씩 반복한다.

이때 맨발이나 양말을 착용한 채로 밀면 위생상의 문제 및 미끄럼의 문제가 있으므로 고무 소재의 매트를 깔고 시행하는 것이 위생적이며 효과적이다.

이 글을 쓰는 순간에도 골반을 내리는데 환자 스스로 할 수 있는 효과적인 운동이 없을까 고민하고 있다. 유감스럽게도 환자 스스로 골반을 내릴 수 있는 뾰쪽한 방법이 없다. 거꾸리에 매달리거나 철봉에 매달려 하체를 흔드는 방법을 생각해볼 수도 있다. 하지만 거꾸리는 혈압이 높은 사람이나 노인들에게는 권장하지 않는다. 심장과 눈에 압력이 가해져서 심각한 문제가 생길 수 있기 때문이다. 철봉에 매달리는 것 또한 근력이 약한 사람에게는 그림의 떡이다.

허리가 아플 때는 무의식적으로 뒤쪽 골반에 손이 간다. 그러면 허리가 좀 편해지는 느낌을 받을 수 있다. 무의식적으로 했던 이 자세가 바로 골반을 내리는 동작이다. 실제로 허리가 아플 때 손바닥으로 뒤쪽 골반의 장골능을 지그시 눌러 상체를 전후좌우 위로 뽑듯이 신전시키면 요통이 감소되는 것을 느낄 수 있다.

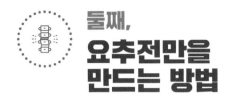

둘째,
요추전만을
만드는 방법

　요추의 치료는 반드시 골반을 내린 다음에 시행하여야 한다. 골반 즉 천골을 중심으로 좌우 장골능을 충분하게 아래로 밀어서 내려준 다음 요추 2-3번과 요추 4-5번을 조심스럽게 위아래로 누르면서 요추전만을 유도한다. 이때도 마찬가지로 30~45도 정도로 부드럽고 지긋이 밀어주어야 한다.

　요추석을 수건으로 2~3중 감싸서 지긋이 손으로 눌러주는 것도 요추전만에 효과적이다. 이때 요추전만의 중심축은 요추 2-3번이므로 요추 2-3번을 중점적으로 시행한다.

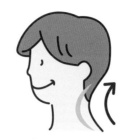

4. 경추 C자 커브만들기

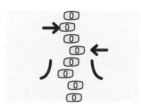

3. 흉추의 좌우상하정렬 맞추기

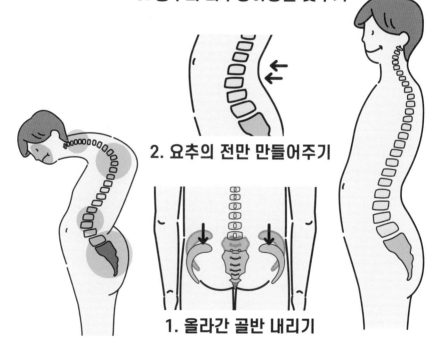

2. 요추의 전만 만들어주기

1. 올라간 골반 내리기

그림 66　척추를 치료할 때는 골반–요추–흉추–경추의 순서로 치료해야 한다.

요추를 전만시키다 보면 촉지가 된 시술자의 발로 딱딱해져 있는 요추뼈가 느껴진다. 딱딱해진 요추뼈를 중점적으로 반복하여 밀고 눌러준 다음 아침저녁으로 20~30분 정도 교정석을 대게 하여 뼈가 부드러워지게 해야 한다. 이때 통증이 심하면 얼음찜질을 병행한다. 절대로 처음부터 세게 하면 안 된다. 통증을 못 느낄 정도로 약하게 하면서 상태를 보아가며 강도를 조금씩 올려야 한다. 특히 요추후만이 있거나 일자허리라면 통증이 심하게 올 수 있으니 개인적인 시술은 삼가야 하며 숙련된 전문가에게 의뢰해야 한다.

아울러 요추를 치료할 때는 흉추 8번까지 살펴서 교정해야 하는데 요추 1-2번과 흉추 11-12번, 흉추 9-10번 순으로 올라가면서 교정한다. 때로는 상부 흉추인 흉추 3-4-5-6-7번까지를 치료해야 요통 및 좌골 신경통이 치료되기도 하는데 최근 들어 이러한 사례가 점점 늘어나고 있는 실정이다.

특히 고령자와 골다공증이 있는 사람은 조심해서 치료해야 한다. 처음 치료할 때는 최대한 약하게 교정하여 몸이 적응하도록 한다. 환자의 상황을 지켜보고 척추와 근육이 점차 부드러워지는 것을 확인하면서 강도를 높여야 한다. 가골이 심하게 자라난 경우에도 신중히 접근해야 한다. 오래된 병은 오랜 시간 공들여 치료하는 것이 정상이다. 너무 급하게 치료효과를 내려고 하면 반드시 무리가 따르기 마련이다. 평생 관리를 해야 한다고 생각하고 천천히 부드럽게 시술을 하여야 한다.

인간은 척추동물이다. 때문에 척추의 치료과정은 지금까지 살아온 세월만큼 수고롭고 힘이 든다. 하지만 앞으로 살날이 더 중요하다. 앞으로의 살날이 건강하고 싶다면 척추 건강이 가장 중요하다. 때문에 최대한 인내심을 가지고 치료에 임해야 한다.

실제 요통의 치료는 흉추 8번부터 요추 전반을 아우르면서, 골반과 천골까지 생각해서 치료해야 한다는 점을 강조하고 또 강조하는 바이다. 최근에는 요추 4-5-6번(천골 1번)의 문제만이 아니라 골반과 척추 전체 즉 상부 흉추, 심지어는 경추까지 살펴서 치료해야 효과를 보는 경우도 늘어나고 있다.

요추전만이 중요한 이유

하반신추 요법의 핵심은 바로 '골반의 하향 안정화'와 '요추전만'에 있다. 요추전만은 척추의 건강한 S라인을 만드는 데 있어서 중심 역할을 한다. 특히 요추 2-3번의 전만이 무엇보다도 중요한데 이곳이 바로 우리 몸의 중심이기 때문이다. 우리가 누웠을 때 배꼽라인을 따라서 등 쪽으로 줄을 그으면 닿는 곳이 바로 요추 2-3번의 위치이다.

배꼽의 중요성은 이루 말하기 어려울 정도이다. 태어나고 자라나서 성인이 되어도 이곳은 콩팥, 방광, 전립선, 자궁, 난소 등 비뇨생식기를 관장하는 척추의 중심라인이다. 혈액을 걸러내 노폐물을 제거하고 뼈와 관련된 중요한 역할을 하는 콩팥과 2세를 만들어내는 생식기관의 한가운데에 있는 것이 바로 요추 2-3번의 체절이다.

바로 이 요추 2-3번의 전만이 충분히 이루어져야 건강한 척추라인이 생긴다. 요추가 충분히 전만되어서 척구가 깊게 파인 사람들의 골반과 척추는 보기에도 좋았으며 대체적으로 큰 병 없이 건강하였다. 또, 신장이 튼튼하고 뼈가 단단하면서 부드러웠으며, 소화가 잘되고 대소변도 원활했다. 남성의 경우 힘이 넘쳐 정력이 왕성하였으며 여성은 피부가 부드럽고 생리가 통증 없이 규칙적으로 나오며 임신 또한 수월했다.

요추전만이 잘 이루어지지 않아 일자허리이거나 요추가 후만되어 있으면 신장이 약하고 뼈가 마른나무같이 딱딱하다. 소화가 잘 되지 않으며 대소변의 배출에 문제가 있다. 남성은 힘과 정력이 약하며 여성은 피부에 윤기가 부족하고 생리가 불규칙한 것과 더불어 생리통이 있으며 임신 또한 잘 안 된다. 그러므로 요추의 전만은 중요하고 또 중요하다.

셋째,
흉추의 치료도 골반을
내리는 것이 급선무이다

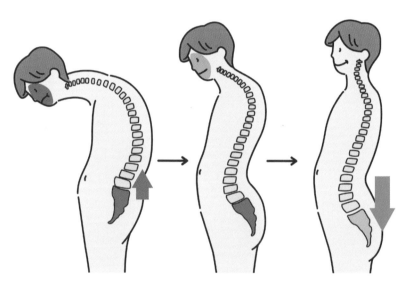

그림 67 실제로 굽은 등을 펴려면 일차적으로 올라간 골반을 내려 공간을 확보해야
한다.

흉추의 변형은 골반과 요추의 변형에 의한 것이 많다. 흉추 자체에
서만 오는 것은 오히려 드물다. 즉 골반이 올라가면 요추의 변형(일자

허리, 요추후만)이 함께 온다. 이때 먼저 골반을 내리고 요추를 전만시키면 자동적으로 흉추의 변형을 쉽게 치료할 수 있는 길이 열린다.

흉추의 변형을 바로잡는 것만으로 건강에 탁월한 효과가 있다. 왜냐하면, 흉추는 내부장기(심장, 폐, 소화기)와 관련되어 있기 때문이다. 알다시피 심폐의 기능은 우리 몸의 각 조직과 세포에 산소와 영양을 공급해주는 발전기 역할을 하고 있다. 즉 우리 생명활동의 근간이 되는 심폐기능을 주관하는 곳이 바로 흉추에 위치하고 있다. 또한 식도, 췌장, 간, 위, 십이지장 등 소화기관을 관장하는 곳도 바로 이 흉추이다. 그러므로 흉추를 잘 보는 의사가 명의이다.

목디스크를 유발하는 굽은 등이나 거북목(FHP)은 흉추의 문제로 발생한다. 이때 당연히 골반을 먼저 내리고 요추의 전만을 만들어 흉추가 제 위치로 갈 수 있게 공간을 확보하는 것이 우선이다. 흉추의 변형이 미세한 경우 처음에는 증상이 잘 나타나지 않는 경우가 많다. 하지만 흉추는 미세한 변형이라도 우리 몸에 미치는 영향이 크다.

지속적으로 골반을 내리고 요추를 전만시키다 보면 처음에는 안 보였던 흉추의 변형이 나중에 보이는 경우가 많은데, 좌우로 틀어져 있으면 좌우를 맞추어 정렬해주고 높낮이가 다르다면 높은 곳을 낮추어 평평하게 해주어야 한다.

흉추를 치료하는 방법 3가지

1. 좌우 정렬하기

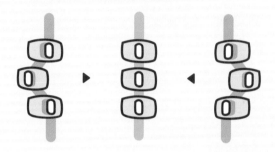

2. 높낮음 정렬하기

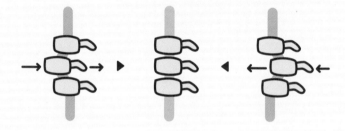

3. 틈 없애기

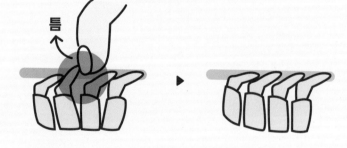

틈

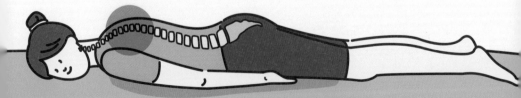

틈이 있는 경우에는 반드시 틈을 없애주어야 한다. 그런데 이때 손톱이 들어갈 만한 틈이 있으며 접해 있는 척추가 딱딱하게 위로 솟아 있는 형태로 만져진다면 병이 중하다는 것을 의미한다. 이러한 틈을 방치하면 심근경색이나 호흡곤란, 심한 두통, 심한 소화불량(급체) 등 심각한 증상이 나타날 수 있다. 양방의 영상학적 진단이나 여러 가지 검사에서는 원인이 나오지 않는다고 하여 정신적인 문제로 관점이 옮겨가기도 한다. 때문에 많은 사람들이 근본적인 원인은 파악조차 못 한 채, 우울증약이나 공황장애약을 복용하는 경우도 많다. 당연히 흉추의 변형을 바로잡지 않고서는 이러한 증상들이 없어지지 않는다. 틈을 없애는 방법은 골반을 내려주고 요추를 전만시킨 다음, 발이나 요추교정석을 이용해 틈이 있는 위아래를 눌러주면 된다. 그래도 틈이 없어지지 않으면 치료용 고무망치를 사용하여 압력으로 누르듯이 해머링을 해준다.

이렇게 흉추의 변형을 찾아 바로잡으면 생명활동의 근간이 되는 심폐기능과 눈, 뇌의 활동이 긍정적으로 변하면서 신체의 활력을 되찾을 수 있다. 정신적인 문제와 흉추는 떼려야 뗄 수 없는 연관성을 가지고 있다. 흉추가 딱딱하고 굽어 있으면 심폐기능과 눈 및 뇌의 기능이 저하되어 밝고 맑은 정신을 가질 수 없다.

흉추의 문제는 소화불량을 야기하기도 한다. 굽어지고 틀어진 흉추를 교정하지 않으면 소화불량은 치료되지 않는다. 다른 어떤 방법을 써도 소화가 되지 않는다면 바로 흉추를 생각해야 하는데 대부분의 환자들이 이를 간과한다. 수많은 환자들이 헤매고 다니는 곳들이 어디인가? 실로 안타까운 마음이다.

넷째,
경추의 치료도 골반을
내리는 것이 급선무이다

경추는 뇌와 신간(몸)을 이어주는 교량과 같은 존재이다.

경추를 치료하려면 먼저 흉추를 바로잡는 것이 지름길이다. 그런데 흉추를 바로잡으려면 반드시 골반의 하향 안정화와 요추의 전만이 선행되어야 한다. 경추의 변형은 코와 귀의 문제와 더불어 치아 문제 및 두통, 턱관절과 밀접한 관계가 있다. 또한 요즘 급증하는 갑상선 질환도 경추와 흉추의 변형으로 오는 것이다.

경추를 교정하면 답답했던 코가 시원해지고 귀가 밝아지며 갑상선의 문제가 해결된다. 더욱이 두통이 해결되며 턱관절이 편해지고 치아가 좋아진다. 당연히 목디스크의 증상이 같이 해소되어 승모근 통증이나 손 저림이 개선된다. 이때 항상 생각해야 할 것은 목디스크는 경추와 흉추 7-8번까지를 살펴서 해결해야 치료가 된다는 사실이다.

최근 들어 중병 환자들의 경추가 심하게 변형되어 있는 경우를 자주 본다. 즉 치매나 암의 경우 경추에 이상이 있는 것을 알 수 있는데 중병의 경우 반드시 경추의 변형을 먼저 치료하여야 한다. 그리고 경추의 변형이 심각한 병을 가져올 수 있음을 항상 주지하여야 한다. 경추는 뇌에서 몸으로 신경전달물질이 가장 많이 오르내리는 곳이다. 이는 어찌 보면 뇌와 가장 가까운 척추가 경추임을 역설적으로 알려주는 것은 아닌가 싶다.

이때 경추의 변형을 치료하려면 골반의 하향 안정화와 요추의 전만이 절실하게 필요하다. 왜냐하면 올라간 골반과 요추의 문제로 흉추가 굽으면 경추의 변형을 유발하기 때문이다.

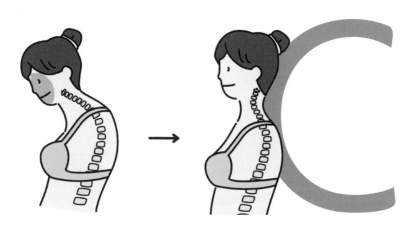

그림 69   경추는 반드시 C자형을 유지해야 한다.

경추는 무조건 C자를 유지해야 한다.

계속해서 강조하지만, 일자목은 흉추가 굽어져서 오는 것이 대다수이다. 그러므로 흉추를 먼저 교정하여야 일자목이 해결된다. 만약 경추가 역(逆)C자를 그리고 있다면 매우 위험한 형태이다. 경추의 변형은 코와 귀의 문제, 갑상선 및 치아 문제와 손·발 저림, 심한 피로감 등의 신체적 문제와 더불어 정신적인 문제까지 야기한다. 그러므로 일자목, 역C자 경추를 바른 C자로 만들어주어야 한다. 이때 일자목이나 역C자목에 목과 머리를 바른 C자형으로 받쳐주는 단단한 경추베개를 사용하면 도움이 된다.

경추 1번과 2번은 인체에 있어 아주 중요한 구조물이다. 일단 경추 2번에 문제가 있으면 경추 2번이 후두골 밑에서 크게 만져지는 경우가 많다. 이러한 경추 2번을 가진 사람은 불면증과 편두통에 시달릴 가능성이 크다. 또한 경추 1번에 문제가 있는 경우에는 후두골 바로 밑 귀 뒤쪽 유양돌기 바로 밑에서 좌우로 만져지는 경우가 있다. 이런 경우 만져지는 쪽으로 두통과 눈의 이상이 생긴다. 이럴 때 경추 1번을 교정하면 그 자리에서 즉시 두통이 멈추고 눈이 편해진다.

경추를 치료하기 위해서는 환자의 경추를 늘려 경추 사이의 공간을 확보하는 것이 전제되어야 한다. 공간을 충분히 확보하지 않고 경추를 함부로 돌리면 자칫 큰 부작용이 따를 수 있으니 꼭 필요한 과정이다.

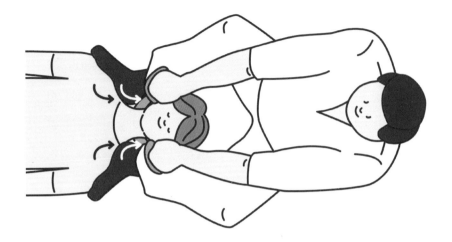

그림 70   양발로 환자의 어깨를 지지한 후 수건을 사용하여 환자의 경추를 지긋하게 늘려준다.

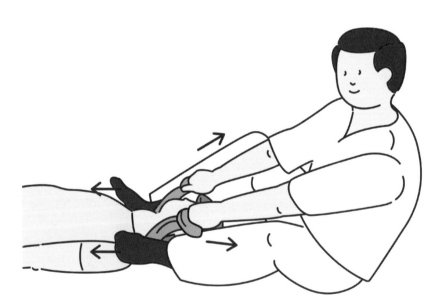

그림 71   천천히 부드럽게 2~3번 반복하여 경추 사이의 공간을 확보한다.

환자를 바로 눕게 하고 양발로 환자의 어깨를 지지한 후 수건을 사용하여 목 가운데를 올려 목의 C자 커브를 만든 다음 환자의 경추를 지긋하게 늘려준다. 이때 우두둑하고 소리가 날 수 있는데 이는 좋은 소리이다(ASMR). 경추를 바르게 교정하기 전, 경추 사이의 공간을 확보하는 이 과정은 부작용이 적고 눈, 머리, 어깨가 그 자리에서 바로 시원해진다. 이때 목의 통증을 호소하는 환자들도 있는데, 흔히 목 근육이 많이 굳어 있는 경우이다. 이는 흉쇄유돌근의 긴장으로 인한 것이므로 해당 부위를 손으로 문질러서 풀어주면 아픈 것이 없어진다. 경우에 따라 하루 이틀 정도 통증이 이어지기도 한다.

천골의
치료방법

    요즘 천골은 골반과 척추 치료에 있어서 가장 핫한 부위로 떠오르고 있다. 현대인들은 잘못된 자세로 의자 및 소파에 기대어 오랜 시간 생활하는데, 이러한 잘못된 자세들이 천골의 변형을 자초하고 있다.

    일반적으로 천골은 한 뭉치로 이루어져 있어 개별로는 움직이지 않는다고 생각하기 쉽다.

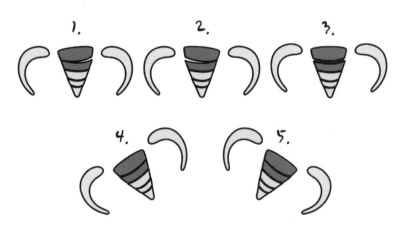

그림 72 **천골의 변형 5가지. 천골은 하나하나 움직인다.**

하지만 〈뼈는 움직인다〉 장에서 말했듯, 천골 또한 하나하나 움직인다. 특히 임상을 통해 천골 1-2번이 많이 움직이고 변형 또한 많은 것을 알 수 있었다. 요추 5번과 천골 1번의 변형은 요통 및 척추전방전위증과 무릎 통증, 치질 및 치루, 직장 질환과 밀접한 관계가 있으며, 문제가 되는 요추 5번과 천골을 교정해주니 이러한 증상들이 사라졌다. 또한 천골 1번과 2번 사이의 문제는 엉덩이 쪽으로 통증이 있는 요통을 유발한다.

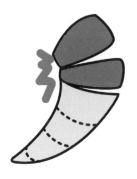

그림 73 **천골 1번과 2번에 틈이 있는 경우 엉덩이 통증을 동반한다.**

천골 1번과 2번에 틈이 있거나 벌어져 있으면 통증이 아주 심해지는데 이때 요추 4-5번만을 통증의 원인이라고 생각하고 치료하면 안 된다.

사정이 이러함으로 우리는 천골의 중요성과 정확한 위치를 진지하게 고민해야 한다. 천골의 변형으로 인한 통증과 질병을 치료하기 위해서는 반드시 교정과 함께 천골 사이의 틈을 없애야 한다.

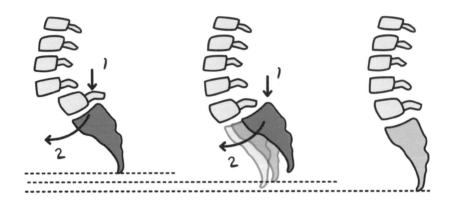

그림 74 **척추전방전위증의 치료과정. 골반과 천골을 천천히 내려주어야 한다.**

천골 사이의 틈은 엉덩이 쪽에 통증을 일으키는데 영상의학적 소
견으로는 잘 나타나지 않는다.

천골 사이의 틈을 치료하기 위해서는 전문가의 시술이 필요하다.
발의 압력으로 틈이 있는 천골부를 위아래로 밀어주고 요추교정석
을 사용하여 틈이 있는 곳을 눌러줘야 한다. 심한 틈은 반드시 수건
을 깔아 욪을 대고 압력으로 천천히 누르듯 해머링해야 한다.

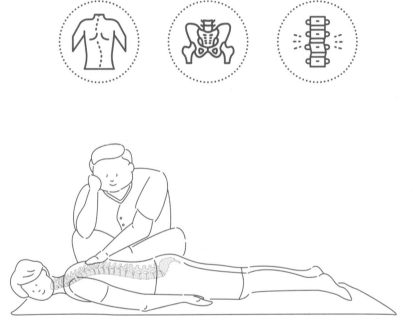

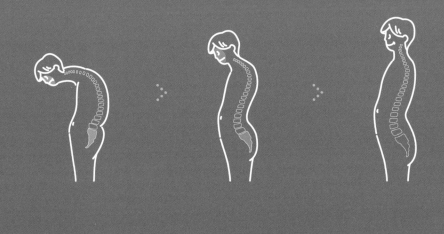

Chapter 5.

골반과 척추의 건강은 '자세'로 결정된다

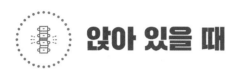

앉아 있을 때

① 좋은 자세

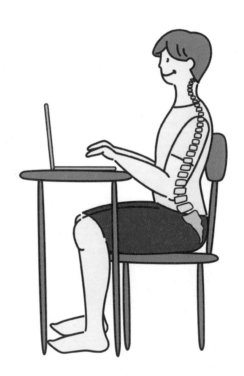

그림 75　바르게 앉는 자세. 요추의 전만을 유지해야 한다.

일단 골반을 하향 안정화시키고 요추의 전만을 유지하는 자세가 되어야 한다. 즉 골반을 의자 뒤로 최대한 붙인 다음 요추의 전만을 유지하여 앉는 자세를 취한다. 이때 배꼽에 힘을 주어 척추에 최대한 가깝게 하면 배가 들어간다. 이러한 상태로 머리를 등 뒤로 위치하게끔 하여 흉추와 일직선이 되게 한다. 마치 국기봉을 연상하면 된다. 이때 깃대는 흉추, 깃봉은 머리이다. 턱을 당기고 어깨를 내려 귀와 어깨의 거리를 최대한 벌려준다. 이러한 상태에서 양쪽 옆구리를 최대한 늘려주면 참 좋은 자세가 된다. 이렇게 자세를 만들면 자연스럽게 복식호흡이 되는데 들숨과 날숨은 1대 2로 한다. 때때로 배꼽에 힘을 주어 코어 근육을 강화시켜 주면 케겔 운동에도 좋다. 복잡하고 힘이 들지만 꾸준히 하면 건강에 도움이 된다.

② 안 좋은 자세

꼬리뼈가 앞쪽으로 나오고 천골이 뒤로 튀어나오는 자세

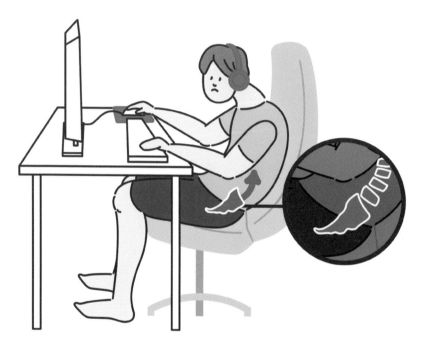

그림 76 　보통 장시간 앉아서 컴퓨터를 하거나 운전을 할 때 가장 문제가 되는 자세이다. 이 자세는 골반을 올라가게 하고 요추의 전만을 무너뜨린다.

　　꼬리뼈가 앞쪽으로 기울어진 상태로 의자 앞쪽에 바짝 앉거나 그 상태에서 발을 꼬고 앉는 자세는 절대 금물이다. 물론 운전할 때도 마찬가지이다. 장시간 위와 같은 자세를 유지하면 골반이 올라가고 천골 1번이 요추 5번과 벌어지면서 천골의 변형 및 요추전방전위증, 요통, 엉덩이 통증, 좌골 신경통, 무릎 통증, 치질과 치루 등 항문과 직장의 문제가 올 수 있다. 또한 일자허리 및 요추후만이 되므로 각종 소화불량, 변비, 설사와 더불어 소변의 문제가 발생한다. 여성들의 경우 생리불순과 각종 자궁, 난소 질환이 생길 수 있다. 올라간 골반과 요추후만으로 인하여 흉추가 심하게 변형될 수 있으며 이러한 변형은 원인 모를 통증과 질병을 초래한다.

쿠션에 기대어 있는 자세

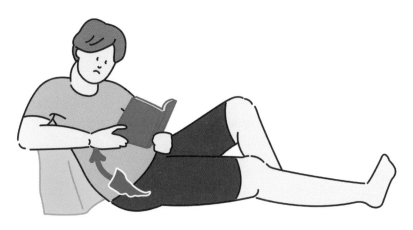

그림 77 **쿠션을 사용할 때도 골반과 척추를 생각하자.**

위와 같은 자세도 골반이 올라가 일자허리를 발생시킨다. 그리고 이는 흉추의 변형으로 이어진다.

소파에 묻혀 있는 자세

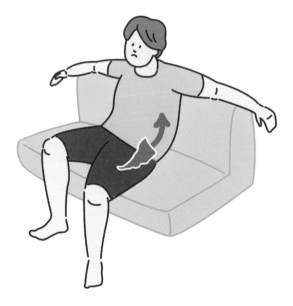

그림 78 **쿠션을 사용할 때도 골반과 척추를 생각하자.**

너무 푹신한 침대나 소파는 척추의 변형을 일으키기 쉬우므로 피하는 것이 좋다. 이 또한 골반을 올라가게 하고 요추의 전만을 무너뜨려 일자허리를 만들고 흉추의 변형을 촉진시켜 일자목을 유발한다.

의자에 앉아 책상에 발을 올리고 누워 있는 자세

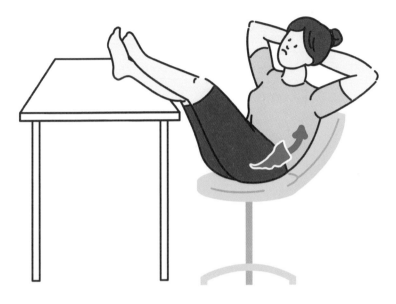

그림 79 **책상에 발을 올리면 척추의 변형이 가속화된다.**

위와 같은 자세도 심각한 요추의 변형(요추후만, 일자허리) 및 흉추의
변형(흉추후만)을 촉진시킬 수가 있다.

한쪽 다리를 꼬고 앉는 자세

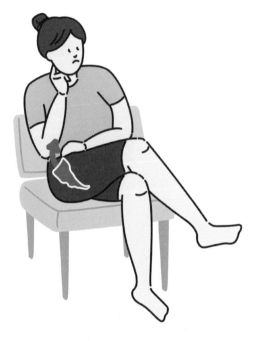

그림 79 **책상에 발을 올리면 척추의 변형이 가속화된다.**

이는 골반의 틀어짐과 요추전만을 무너뜨리는 주범이 된다. 단지 불상처럼 요추전만을 유지할 자신이 있다면 해도 무방하다.

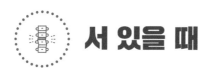

서 있을 때

① 좋은 자세

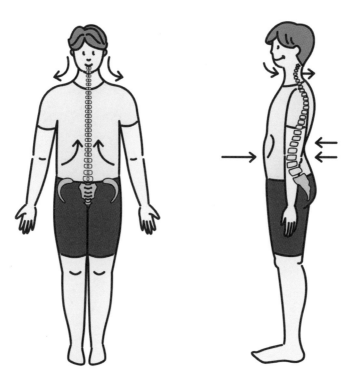

그림 81 서 있을 때 척추 건강에 좋은 자세.

요추를 곧추세워 골반과 가슴 사이를 최대한 늘려주고 배꼽에 힘을 주어 최대한 등 쪽으로 가깝게 한다. 그렇게 되면 옆구리가 쭉 펴져서 소위 말하는 코어 근육이 강해져 허리가 강화된다. 등을 반드시 펴고 턱을 가슴 쪽으로 잡아당겨 주어 머리가 등 뒤쪽으로 가게 한다. 시선은 상방 15도 정도로 자연스럽게 앞을 본다. 이때 어깨를 자연스럽게 내려서 귀와 최대한 멀어지게 하면 좋다. 자연스럽게 뒷짐을 지면 요추전만에도 도움을 준다.

② **안 좋은 자세**

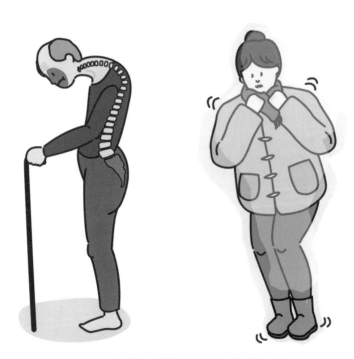

그림 82　서 있을 때 척추 건강에 좋지 않은 자세.

고개를 숙이며 흉추가 굽어진 자세는 좋지 않다. 이는 등이 굽고 머리가 가슴 쪽으로 가까워지는 상태이다(FHP: Forward Head Posture). 나이 많은 노인들의 대표적인 자세인데 요즘엔 젊은 사람들도 이런 자세를 하고 있다. 오래 앉아서 공부하고 작업하는 환경이 이런 자세를 유발한다. 추위에 종종거리거나 무거운 배낭을 메고 등산할 때도 나오는 자세이다. 이런 자세는 흉추후만(굽어짐)과 더불어 일자목을 일으키니 반드시 교정해야 한다.

누워 있을 때

① 좋은 자세

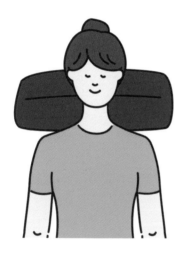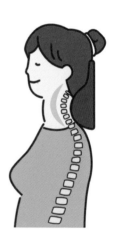

그림 83 누워 있을 때 척추 건강에 좋은 자세.

누운 자세에서는 베개가 정말 중요하다. 바른 자세를 위해서는 경추의 C자를 유지해주는 베개가 필요하다. 이러한 베개는 흉추의 후만(등이 굽어짐)을 예방하고 치료할뿐더러 수면 시에 숨을 편하게 하고 코골이를 동반한 수면 무호흡 상태를 완화시켜준다. 요추에 심한 통증을 느끼는 사람들은 경추베개를 하고 누운 상태에서 부드러운 수건이나 얇은 베개를 요추 2-3번(배꼽 뒤)에 대주면 좋다.

오랜 시간 옆으로 누워서 자는 자세는 좋지 않다. 옆으로 자는 자세를 오래 유지할 경우 팔 저림이나 낙침(落枕)이라 하여 어깨 결림이나 담이 든 상태로 고개를 못 돌리는 경우가 많다. 그러므로 되도록 천장을 바라보고 반듯이 누워 자는 것이 좋다. 또한, 푹신한 침대보다는 딱딱한 침대가 척추의 건강한 라인을 유지하는 데 도움을 준다. 너무 푹신한 침대는 골반과 척추의 라인을 무너뜨리기 때문이다. 잠을 잔다는 것은 뇌가 쉰다는 것이다. 이때에는 모든 근육이 같이 쉬므로 척추를 받치고 있는 침대가 너무 푹신하다면 척추의 균형이 깨지기 쉽다.

② 안 좋은 자세

높은 베개를 쓰는 경우

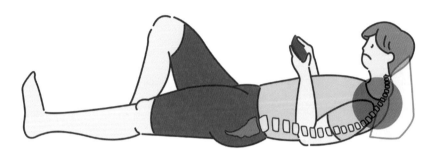

그림 84 **일자목과 역C자목을 만드는 위험한 자세.**

높은 베개는 흉추를 굽게 하고 일자목을 만든다. 이는 건강에 심한 악영향을 미치는 자세이다. 흉추의 변형은 심폐기능을 약하게 하며 뇌와 눈에도 좋지 않은 영향을 미친다. 어지럼증, 두통을 일으키며, 눈 통증, 안구건조증을 일으키기도 한다. 일자목으로 인해 코, 귀, 갑상선 등에도 좋지 않으며 턱관절장애를 유발한다. 심해지면 역류성 식도염 등 소화기 질환과 함께 정신적인 문제가 뒤따를 수 있다.

베개를 안 쓰고 그냥 누워서 자는 경우

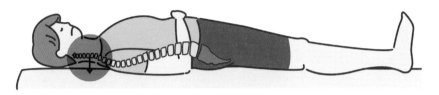

그림 85 **베개 없이 자도 문제가 있다.**

베개 없이 자면 경추가 변형(일자목)되기 쉽다. 목을 받쳐주는 베개가 없으면 목 뒤가 빈 공간이 된다. 이런 상태로 누워 있는 시간이 오래될수록 경추의 바른 C자 커브가 무너져 일자목이 되기 쉽다. 베개를 베고 자는 것이 힘들다면 무리하지 말고 처음엔 얇은 수건 등을 베고 자다가 조금씩 베개의 높이를 높여서 경추의 C라인을 만드는 것이 좋다.

엎드려 자는 경우

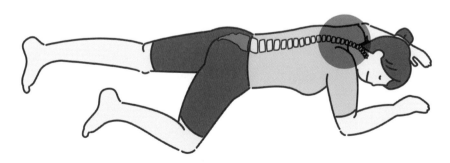

그림 86 **엎드려 자는 자세는 흉추의 변형과 일자목을 유발한다.**

엎드려 자는 자세 또한 흉추의 변형과 일자목을 유발할 수 있다. 이는 습관이므로 고치기 어려운 것이 사실이다. 하지만 골반과 척추를 바로잡으면 반듯이 누워 잘 수 있다. 노력해보자.

벽에 기대어 흉추와 목을 직각으로 세우는 경우

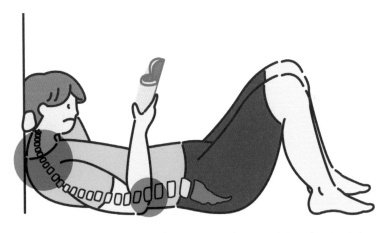

그림 87 **경추의 역C자를 유발하고 흉추의 변형을 가속화해 정말로 안 좋은 자세다.**

흔히 벽에 기대 책을 볼 때 위와 같은 자세를 취한다. 하지만 이 자세는 심각한 흉추의 변형을 초래한다. 그뿐만 아니라 경추에도 변형을 일으켜 일자목은 물론이요, 역C자목을 만드는 아주 위험한 자세이다. 척추와 건강을 위협하는 자세는 피하는 것이 마땅하다.

손바닥으로 턱을 괴고 옆으로 누워 있는 경우

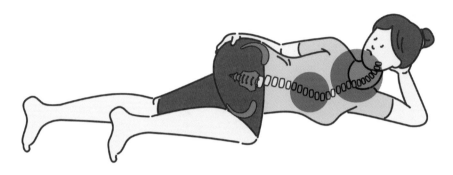

그림 88 턱을 괴는 자세는 척추 건강에 좋지 않다.

턱을 괴는 자세는 경추의 변형뿐만 아니라 흉추의 변형도 함께 일으킨다. 아울러 골반을 변형시키고 요추전만을 망가트릴 수 있다.

걸을 때

잘못된 걸음걸이와 올바른 걸음걸이가 주는 차이는 크다.

잘못된 걸음걸이는 발의 아치가 무너지는 것부터 시작해서 발, 인대, 무릎관절, 고관절, 골반, 요추, 흉추, 경추까지 전신의 질환으로 연결될 수 있으므로 주의해야 한다.

사실 어떤 운동보다도 **'바르게 걷는 것'**이 가장 좋은 운동이다. 걷기 운동은 몸에 부담을 주지 않으면서 전신을 조화롭게 사용한다. 또한, 누구나 시간과 장소에 구애받지 않고 쉽게 할 수 있으며 골반과 척추를 잡아주는 근육을 강화시킨다. 걷는다는 것 자체가 중력 운동이기에 자연스러운 중력의 힘을 이용해서 뼈를 강화시켜주는 것이다.

특히나 햇살이 좋을 때는 걷는다는 자체가 사는 행복이 아니겠는가? 이보다 즐거울 수가 없다. 자연스럽게 햇볕을 쬐게 되므로 비타

민 D가 뼈를 단단하게 해주어 뼛골을 채우는 데도 큰 도움이 된다.

중국 속담에 '하늘을 날거나 물 위를 걷는 것이 기적이 아니라 우리가 땅을 딛고 걷는 것이 기적'이라는 말이 있다. 소소한 일상이 기적의 연속이며 최고의 행복이다.

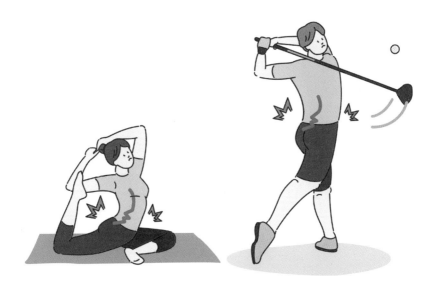

그림 89 **너무 한쪽으로 치우치는 운동은 척추에 안 좋은 영향을 줄 수 있다.**

골프, 배드민턴, 탁구, 테니스 등의 운동은 몸을 한쪽으로만 많이 돌린다는 특징이 있다. 그러다 보니 몸이 뒤틀려 척추가 꼬일 수 있다. 이렇게 척추가 틀어진 상태로 계속 운동을 하면 통증이나 질병이 생길 수 있다. 평소 요통이나 관절통이 있다면 이러한 운동은 피하는 것이 좋다. 대신 바르게 걷는 운동을 하자. 바른 걸음걸이는 척추와 몸을 반듯하게 해주어 어느 운동보다도 건강에 좋다.

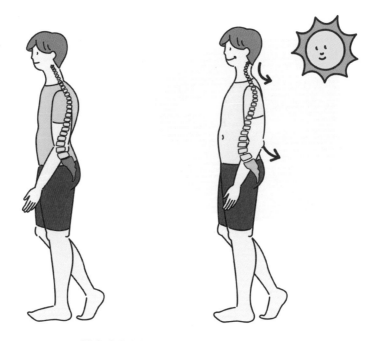

그림 90 **햇볕 아래에서 허리를 펴고 걸으면 건강해진다.**

등이 굽은 사람들은 머리를 앞으로 내밀거나 고개를 숙이고 걷는 경우가 많다. 등이 굽게 되면 심폐기능이 약해지고 소화불량의 원인이 된다. 더 심해지면 우울증을 초래하기도 한다. 심장에서 뇌로 보내는 혈류량이 적어지고 혈액순환이 잘되지 않는다. 현대인들에게 흔한 두통이나 어지럼증의 원인이 되는데, 이는 심장병으로 이어지기도 하며 심하면 쓰러질 수도 있다. 또한 눈 통증과 더불어 안구건조증이 올 수도 있다. FHD(Forward Head Posture)가 너무 오래되고 심하면 세포에 산소와 영양이 공급되지 않아 각종 심각한 질병을 초래한다.

그러므로 걸을 때만이라도 가슴을 펴는 것이 중요하다.

배에 가볍게 힘을 주고 옆구리를 펴 척추를 늘린다는 생각으로 가슴을 펴자. 머리를 척추 위에 올려놓는다는 마음가짐으로 몸통의 앞쪽이 아닌 뒤쪽으로 위치를 잡는다. 가벼운 산책이나 둘레길, 등산 등 본인의 체력에 맞게 자연스럽게 코스를 정해 걸으면 된다.

주의할 점은 처음부터 너무 오래 걸으면 오히려 좋지 않다는 사실이다. 많은 사람들이 운동으로 통증이나 질병을 이겨내려 하는데 척추를 치료하지 않은 채로 무리하게 걸으면 고관절, 골반, 척추가 더 틀어져 통증과 질병이 더 심해지는 경우가 많다. 척추나 관절 치료를 받는 분들은 더 주의해야 한다. 걸을 때 통증이 느껴지거나 다리 땅김이 있는 사람들은 걸어 다니는 것을 잠시 중단하거나 되도록 적게 걸어야 한다. 자꾸 걸으려고 하면 통증이 더 심해질 수 있으므로 절대 무리해선 안 된다.

골다공증이 있는 노인들은 경사진 비탈이나 딱딱한 바닥, 그리고 특히 계단을 조심해서 걸어야 한다. 이런 곳에서 무리하게 걸으면 척추나 무릎관절이 악화되는 것은 자명한 사실이다.

요즘 증가하는 족저근막염 환자도 주의해야 한다. 너무 많이 걸으면 증상이 더 악화되기 때문에 잘못된 골반과 척추를 바로잡아 근본적인 치료를 한 후에 조금씩 운동량을 늘리도록 해야 한다.

당뇨나 심장 질환이 있는 사람들도 처음부터 무리하게 걸으면 저혈당 쇼크나 심장마비가 올 수 있다. 그러므로 높은 산을 오르거나 과격하게 빠른 걸음은 피하는 게 좋고 한 시간 정도 평지에서 가볍게 걷는 것을 권장한다. 그리고 이에 앞서 골반과 척추를 교정해 S 라인을 만드는 것이 무엇보다 중요하다.

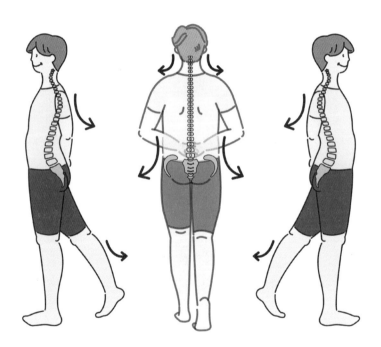

그림 91 **건강하게 걷는 자세. 요추의 전만을 유지하며 등을 펴야 한다.**

건강하게 걷기 위해서는 요추의 전만을 유지하고 등뼈(흉추)를 바르게 펴야 한다. 눈은 상방 15도 정도를 유지하고 머리를 척추 위로 위치하게 하여 일자목이나 거북목을 만들지 않는다.

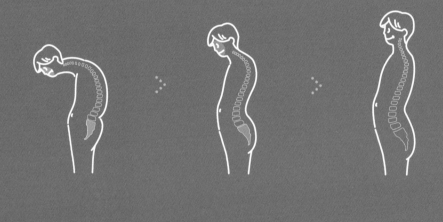

Chapter 6

골반과 척추에 좋은 운동

골반을 내리고 척추를 펴라

계속 강조하지만 가장 좋은 운동은 골반을 내리고 척추를 펴는 운동이다. 즉 골반을 내리고 요추의 전만을 만들며 흉추(등)를 반듯이 펴서 경추가 C자형이 되게 하는 것이 일차적인 목적이 되어야 한다.

문제는 스트레칭인데 근육과 인대의 스트레칭보다 뼈, 특히 골반과 척추의 스트레칭이 우선되어야 한다. 예를 들어 무릎이 아프면 무릎 주위의 근육이나 인대를 스트레칭 해야겠지만 골반과 요추 5번의 스트레칭이 무엇보다 중요하다. 어깨가 아플 때 흉추 4-5-6-7번의 스트레칭이 중요한 것도 같은 이치이다.

척추 스트레칭은 척추의 S자를 유지하기 위해 실천해야 한다. 어떻게 해야 척추를 바로 펼 수 있는지를 항상 생각해야 하며, 이 또한 골반의 하향 안정화와 요추전만이 선결과제이다.

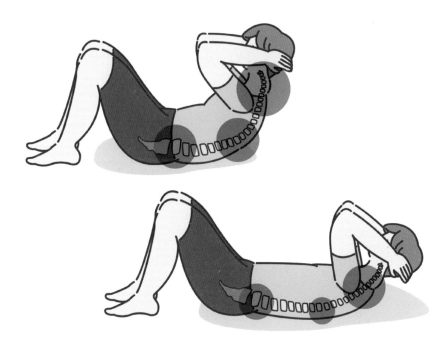

그림 92 **과도한 윗몸일으키기 운동은 요추전만을 무너뜨릴 수 있다.**

우리가 흔히 하는 윗몸일으키기는 위험한 운동이 될 수도 있다.

왜냐하면, 이 운동 자체가 요추전만을 무너뜨릴 수도 있기 때문이다. 물론 골반이 충분히 내려오고 요추전만이 되어 있으며 척구가 발달한 사람이라면 윗몸일으키기를 한다고 해서 바로 척추에 문제가 생기지는 않을 것이다. 하지만 골반이 올라가 있고 요추가 일자나 후만이 되어 있는 사람이라면 이 운동은 삼가야 한다. 특히 평소 운동 부족으로 인하여 근육이 약해져 있는 상태라면 더욱 위험한 운동이 될 수 있다.

요즘 인터넷의 발달로 척추 건강에 좋은 여러 가지 운동법이 알려지고 있다. 하지만 시중에 넘쳐나는 척추 관련 의료기며 운동 기구들이 정말 척추 건강에 이로울까? 잘못된 운동법이나 의료기(운동기) 때문에 척추 건강을 해칠 수도 있다.

단순한 예를 하나 들어보겠다. 흉추(등)가 많이 굽은 사람이 무리한 구르기 운동을 한다면 오히려 흉추가 더 뒤로 튀어나온다. 흉추가 조금만이라도 뒤로 튀어나오면 몸의 증상이 급격하게 나빠진다. 심한 두통이나 어지럼증, 소화불량, 공황장애가 올 수도 있다.

물론 골반이 하향 안정화되어 있고 등이 굽지 않았다면 좋은 운동이 될 수도 있다. 하지만 등이 굽고 뒤로 튀어나와 있다면 절대로 삼가야 할 운동이다.

또한, 등에 평평한 것을 대고 누워 있는 운동법도 마찬가지이다. 처음에는 후만되었던 허리나 등이 펴지면서 통증이 감소할 수 있다. 하지만 이와 같은 운동을 장시간 하게 되면 척추를 받쳐주는 근육까지 약해져 척구(脊溝, 척추를 따라 생긴 골짜기)가 없어져 버린다. 그야말로 등이 너무 평평해져서 고생하는 것이다.

등에 대는 운동법이 잘못된 것은 아니다. 등에 대고 있는 부분이 너무 평평해 척추 기립근까지 평평해지는 것이 문제이다. 척구를 온전히 만들고 유지하는 것이 중요하다. 그러므로 등에 무언가를 댈 때는 척추를 받쳐주는 근육을 같이 강화해주는 교정석과 하반신 추석, 온수움 베개 등을 추천한다.

의료기(운동기)도 마찬가지이다. 의료기를 잘못 사용하여 고생하는 사람들도 많이 늘고 있다. 그런데 이는 척추를 잡아주지 못하고 근육만을 자극하여 생기는 문제가 아닌가 생각한다. 골반이 올라가고 척추의 S라인이 무너진 상태에서 근육만을 자극하면 오히려 척추가 더 튕겨 나가 통증과 증상이 심해질 수 있다.

골반을 내리고 요추를 전만시켜 굽은 등을 펴주고 경추의 C커브를 만들어 척추를 유지하는 것이 척추 건강에 제일 좋은 운동법이다. 이때 근육을 너무 자극하면 안 된다. 근육을 만들어 척추를 지지하는 힘을 키우는 것도 중요하지만, 척추 자체의 S라인과 추체의 올바른 배열이 무엇보다 중요하다. 그런 다음 적당한 근육을 만들면 보기 좋은 척구가 만들어져 건강해질 것이다.

저자는 통증이 심한 환자분들에게 폴더 운동(몸을 접는 운동)은 절대 삼가도록 티칭하고 있다. 몸을 접는 운동은 요추의 전만을 무너뜨리고 흉추의 후만을 가속하기 때문이다.

골반과 척추를 바르게 한 다음에 유지시켜주는 코어 근육을 단련 운동을 해야 한다. 등산이나 걷기, 춤 운동은 골반과 척추가 바른 상태에서 하는 것이 좋다. 또한 프랭크 운동, 팔굽혀펴기, 철봉, 역기나 아령 운동 등을 통해 상부 흉추를 잡아줄 수 있는 근육을 키우는 것 또한 척추 건강에 큰 도움이 된다.

'척추의 S라인'과 '추체의 올바른 배열'이 신경의 흐름을 원활하게 하여 통증과 질병을 치료하고 예방한다. 단시간에 효과가 나타나기를 바라지 말고 평생을 한다는 마음으로 꾸준하게 운동하길 바란다.

건강한 골반을
위한 운동법

    허리나 관절이 아픈 환자를 위한 운동법이니 강도가 약하다고 생각할 수 있다. 건강한 사람들은 본인의 체력과 건강 상태에 어울리는 운동을 하길 바란다. 저자는 단지 통증으로 고생하는 환자들이 일상생활에서 무리 없이 쉽게 할 수 있는 운동법을 제시하는 바이다.

① 골반과 척추의 균형을 맞추는 운동법

(키가 줄지 않는 운동)

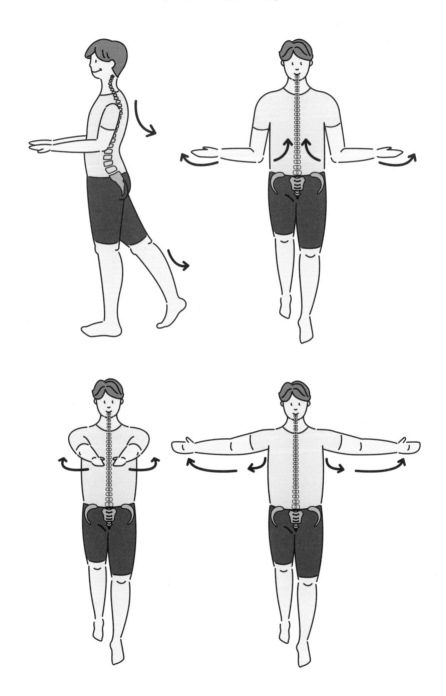

이 자세는 골반과 척추의 균형이 맞지 않으면 몸이 쉽게 틀어져서 오래 유지할 수 없다. 머리의 위치도 중요하기 때문에 FHP를 가진 사람 또한 오래할 수 없다. 요추전만이 충분히 이루어지고 등이 펴져야 조금이라도 오래 서 있을 수 있다. 가슴과 등을 최대한 펴고 한 발을 팔자로 하여 무게중심을 잡고 선다. 다른 한 발은 어깨너비만큼 뒤쪽으로 위치하게 하되 힘을 완전히 뺀 상태로 엄지발가락이 90도 정도 바깥쪽으로 향하게 한다. 배꼽에 힘을 주어 요추 2-3번에 최대한 가깝게 하고 코어 근육을 강화하여 항문에 힘을 준다. 척추를 최대한 늘려주어 3cm 위의 공기를 마신다는 느낌으로 꼿꼿하게 서보자. 이때 머리를 척추 위에 올려놓듯이 최대한 뒤쪽에 위치하게 하고 어깨를 최대한 내려서 귀와 어깨의 거리가 멀어지게 한다. 이 상태에서 숨을 깊게 들여 마시며 횡격막을 최대한 늘려준다. 조금씩 서 있는 시간을 늘려보자. 이 운동이 익숙해지면 힘을 주지 않는 발을 들어서 외발로도 서보자. 이 또한 균형감각을 향상시켜주는 좋은 자세이다. 양쪽 번갈아가면서 해보자.

또한 어깨를 최대한 벌려 스트레칭하면 굽은 등이 펴지면서 어깨 통증이나 라운드 숄더에 효과가 있다. 팔을 내린 상태에서 손바닥이 하늘을 보게 하면서 외회전해주면 허리에 힘이 들어가면서 요추 전만의 자세로 허리 강화에 좋다. 힘이 부쳐서 반듯이 서지 못하는 노약자들은 벽에 등을 대고 해도 좋다.

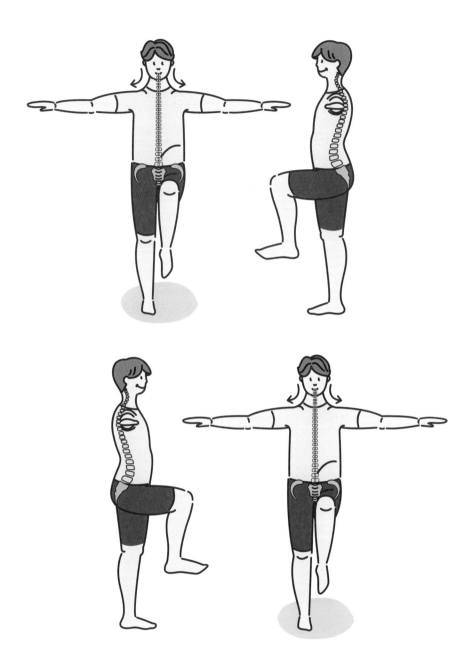

그림 93,94 **외발로 서서 척추의 균형을 유지해본다.**

② 골반을 비틀어 골반의
균형을 맞추는 운동법(좌우 교대로)

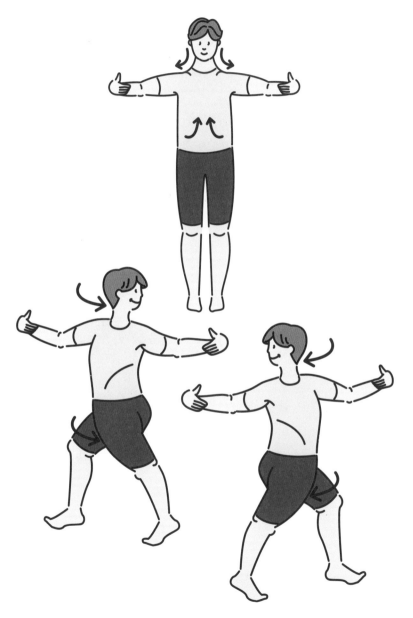

그림 95 골반의 균형을 맞추고 코어 근육을 강화한다(반드시 좌우 교대로 해주어야
한다).

배꼽을 최대한 등에 붙이는 느낌으로 힘을 주고 머리가 최대한 뒤로 가게 하며 눈은 상방 15도를 향한다. 팔은 최대한 양쪽으로 벌리고 귀와 어깨가 최대한 멀리 떨어지도록 늘려주는 느낌으로 스트레칭을 한다. 왼쪽 발은 뒤꿈치를 앞으로 최대한 내밀어 디딘다. 이때 오른쪽 다리의 힘으로 체중 이동을 하면서 골반을 최대한 왼쪽으로 틀어준다. 체중 이동이 이루어지면 오른쪽 발 엄지가 가볍게 바닥에 힘없이 닿게 된다. 골반을 비트는 힘으로 얼굴이 왼쪽으로 자연스럽게 돌아가는데 이때 턱선과 가슴선이 일직선을 이루면 좋다. 이때 항문이 조여지는 것이 느껴진다면 최상의 코어 운동이 된다.

이번엔 반대로 왼쪽 발을 뒤로 뺀다. 오른쪽 다리의 힘으로 체중 이동을 하면서 골반을 최대한 오른쪽으로 돌려준다. 체중 이동이 이루어지면 오른쪽 발꿈치가 가볍게 바닥에 닿는다. 이 동작을 10회씩 반복하고 양쪽으로 번갈아서 3회 정도 해주면 좋다.

이 운동은 우리 몸의 코어 근육을 단련시키는 방법(체중 이동이 충분히 이루어져야 한다)이며 간단하게 보여도 제대로 하면 효과가 크다.

③ 서 있는 자세에서 회전하는 방법

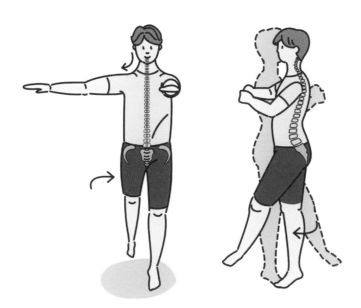

그림 96 팔을 자연스럽게 올리고 어깨너비로 이동하면서 180도 회전한다.

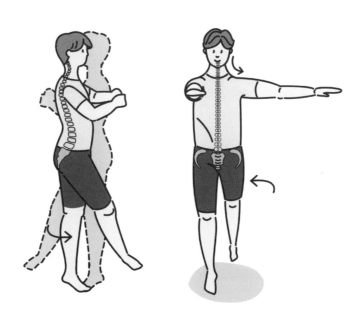

그림 97 반대쪽도 동일하게 해준다.

우리 몸의 전체적인 균형을 맞추는 자세이다. 이 자세를 반복하다 보면 전체적인 균형감각을 가질 수 있다. 먼저 시계반대방향, 즉 좌측으로 도는데 이때 왼발을 축으로 하여 회전하며 오른발을 어깨너비로 이동한다. 현재 있는 공간을 활용하여 무리 없이 행하도록 한다. 다음에 시계방향, 즉 오른쪽으로 돌아보자.

이 자세가 익숙해져 괜찮다면 이제 360도로 회전해보자. 한 번 두 번 점차로 늘려나가되 많이 하면 어지러울 수 있다. 너무 많이 한쪽으로 돌아 어지러우면 돌리던 쪽의 반대편으로 한번 되돌면 어지럼증이 없어진다. 360도로 여러 번 회전 시 양팔을 어깨 쪽으로 올려 수평을 맞추면 평형감각이 좋아져 회전하기가 수월해진다.

이때도 배꼽에 힘을 주고 척추를 최대한 늘려서 몸을 꼿꼿하게 만들어야 한다. 당연히 머리를 척추 위에 놓아야 무리 없이 회전할 수 있다. 이때의 중심축은 역시 골반이다. 팽이를 칠 때 너무 아래쪽을 쳐도 안 되고 너무 위쪽을 쳐도 안 된다. 중간 약간 아래쪽을 쳐야 잘 돌아가는데 인체로 보면 거기가 딱 골반이다.

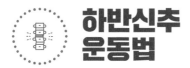

하반신추
운동법

① 골반을 내려주고 굽은 등을 펴는 운동

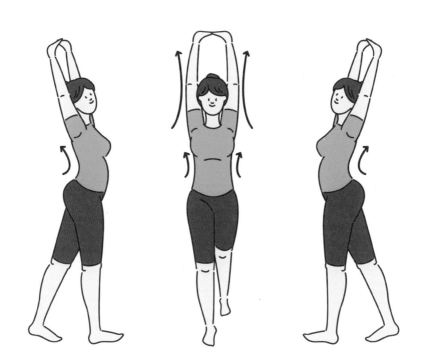

그림 98 다리(하체)부터 허리와 등, 어깨까지 모두 쭉 늘려주는 운동.

골반을 내려주고 굽은 등을 펴는 운동이다. 한쪽 발을 앞으로 45도 정도로 내민 다음 양손을 깍지 끼고 머리 위쪽으로 올려 최대한 늘려준다. 굽은 등과 어깨와 옆구리를 최대한 펴준다는 마음으로 해보자. 최대한 늘린 상태에서 좌우로 몸통을 비틀어주는 것도 좋다.

② 고관절과 무릎을 발로 차서 풀어주는 방법

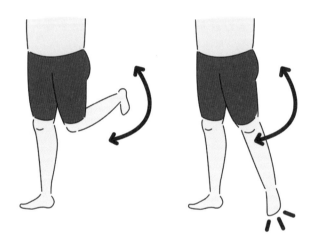

그림 99 **고관절을 가볍게 풀어주는 운동.**

한 발을 딛고 서서 반대편 발을 앞, 옆, 뒤쪽으로 찬다. 발목과 무릎, 고관절을 풀어준다는 느낌으로 차보자. 발목, 무릎 통증이나 고관절 질환에 도움이 되며 요통, 좌골 신경통에도 효과가 있다. 통증이 심하면 처음에는 가볍게 시작하며 점점 차는 강도를 조금씩 높인다.

통증이 있는데 운동을 하면 통증이 더 심해질 수 있다. 통증이 심해진다면 그 운동은 잘못된 운동이므로 더 이상 하면 안 된다. 여기에서 소개하는 운동법도 마찬가지이다. 통증이 심해진다면 운동을 중지하고 교정을 해야 한다. 교정석을 충분히 대어서 골반과 척추를 바르게 한 다음 다시 시도해보자.

③ 기마 자세로 하는 어깨 운동

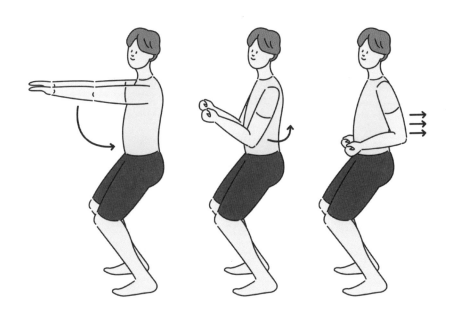

그림 100 기마 자세로 팔꿈치를 순간적으로 끌어당겨 어깨를 풀어주고 허리를 펴주는 운동.

양발을 어깨너비로 자연스럽게 벌리고 무릎을 앞쪽으로 굽혀 기마 자세를 한다. 배꼽(배)에 힘을 주어 최대한 등 쪽으로 가깝게 한다. 팔을 어깨높이로 올려서 손등을 위로하여 손을 편다. 손은 주먹을 쥐면서 허리 쪽으로 힘차게 당겨준다. 다시 힘차게 팔을 앞으로 뻗는다. 반복하여 10-20회 정도 하되 어깨관절에 자극이 가면 좋다. 현대인들의 운동 부족으로 인한 어깨 통증 및 어깨관절의 아탈구에 효과가 좋다.

어깨가 아프면 일단 여러 가지 시술과 수술부터 생각하기 쉽다. 하지만 저자가 경험한 바로는 힘이 들고 아프더라도 어깨의 가동범위를 최대한 늘리는 운동을 계속 반복하다 보면 자연적으로 통증이 완화되는 경우를 많이 보았다. 양방치료에도 브리즈망 치료법이라 하여 오십견(동결견) 즉 굳어 있는 어깨를 마취시킨 후 통증 때문에 움직이지 못하는 어깨의 가동범위를 최대한 늘려주는 방법이 있다.

하반신추 요법에서는 흉추 4번에서 7번 사이의 변형을 잡아주면서 팔을 최대한 스트레칭시켜주면 어깨의 통증이 사라진다. 또 하나의 방법은 아픈 사람 본인이 팔목과 팔을 최대한 외회전 시키면서 등 뒤쪽으로 뿌려주듯이 젖혀주는 방법이 있는데 어깨 통증으로 고생하는 사람들에게 추천하고 싶다.

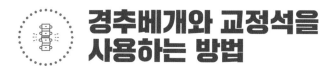

경추베개와 교정석을 사용하는 방법

① 경추베개의 올바른 사용법

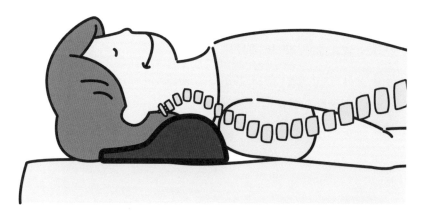

그림 101   경추의 C자형을 유지하며 받쳐줄 수 있는 단단한 온수움 베개가 좋다.

환자분들이 한의원에 오시면 꼭 물어보는 게 있다.

"어떤 베개를 사용해야 척추 건강에 부담이 없을까요?"

"경추베개가 정말 교정의 효과를 유지하는 데 도움이 될까요?"

확실히 요즘은 베개의 중요성에 대한 관심이 높아졌다. 이제는 단순히 베개의 모양뿐 아니라 높이, 소재, 경도 등 상세한 부분까지 고려하는 듯하다.

나한테 잘 맞는 베개를 고르는 것은 의외로 쉽지 않다. 어떤 사람은 집에 20여 가지의 베개가 있지만, 그중 본인에게 맞는 베개는 딱히 없다고 한다. 저자도 수많은 베개를 써 보았지만 나한테 맞는 베개는 없었다. 그래서 항상 깊은 잠을 자지 못하였다. 자다가 악몽을 꾸기도 하고 숨이 잘 안 쉬어져 깨보면 심장의 박동이 빨라지는 것을 느낄 때가 한두 번이 아니었다. 두통은 물론 팔이 저리기도 하고 어깨도 아팠었다. 이 모든 것은 베개 때문이었다. 직접 제작한 경추베개를 쓴 이후로는 목이 많이 편해져 깊은 잠을 자게 되었다.

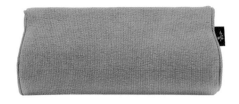 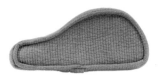

그림 102 　경추의 건강한 C라인을 관리해주는 **온수움 바른경추베개**(특허제품).

우리는 일생의 삼분지 일을 수면 상태로 보낸다. 그만큼 수면은 중요하다. 수면의 질이 어떤가에 따라서 삶의 질과 건강이 좌우된다. 그리고 질 좋은 수면을 위해서는 베개의 역할이 중요하다.

불면증에는 다양한 원인이 있다. 현대문명의 산물인 PC나 스마트폰 사용으로 인해 블루라이트의 노출이 심해지는 것도 불면증의 한 원인이 된다. 하지만 불면증의 가장 큰 원인은 바로 척추에 있다. 일단 척추의 상태가 좋지 못하면 반듯이 누워서 자기가 힘들다. 척추를 교정해야 바른 자세로 잘 수 있다. 척추를 교정하는 것이 수면의 질을 높이는 가장 효과적인 방법이다. 또한 뼛골이 빠지면 기운이 약해지고 정신이 맑지 못해 불면증에 시달리게 된다. 이럴 땐 뼛골을 채워주는 한약을 같이 복용하면 더욱 좋다.

그리고 누워서 잘 때는 경추의 C자를 유지하는 것이 무엇보다 중요하다. 올바른 베개의 사용은 경추의 C자를 유지해줄 뿐만 아니라 흉추 및 요추, 천골 등 전체적인 골반과 척추의 건강을 지켜준다.

우리가 잠을 자는 동안 뇌는 휴식을 취한다. 뇌가 휴식하면 자연히 온몸의 근육들도 쉬게 된다. 때문에 수면 상태의 근육은 힘이 없다. 이때 잘못된 자세로 잠을 잔다면 근육에 힘이 없는 상태이기 때문에 더욱 쉽게 척추가 틀어지고 꼬인다. 여기에 베개까지 잘못 사용하고 있다면 일자목 및 거북목을 초래할 뿐만 아니라 흉추의 변형이 가속화된다. 그러면 당연히 변형된 경추, 흉추에 해당한 체절이나 기관에 통증이나 질병이 생길 것이고 이는 수명에도 지장을 줄 것이다.

이를 반대로 생각해보자. 근육의 힘이 빠져 있다면 척추를 더욱 쉽게 교정할 수도 있다. 때문에 **수면 시에 올바른 베개를 이용하여 경추의 C자를 유지하는 것이 중요하다.** 경추의 C자를 유지하면 바른 흉추와 요추를 만들 수 있다. 수면 시에 단지 올바른 베개를 사용하는 것만으로 장시간 효율적으로 척추를 관리하는 방법이 되는 것이다.

예부터 **고침단명**(高枕短命)이라 하였다.
옛말은 그른 것이 별로 없다. 모두가 경험에서 우러나온 말이기 때문이다. 그렇다고 너무 낮은 베개를 사용하거나 베개 없이 자는 것은 좋지 않다. 왜냐하면 경추의 이상적인 라인인 'C자 형태'를 유지하기 어렵기 때문이다. 기존의 나무로 만든 목침은 너무 딱딱하여 사용하기가 불편하였다. 이에 반해 너무 푹신한 베개는 경추의 C자 라인을 유지하고 만드는 데 역부족이다.

그래서 저자는 여러 번 압착한 특수 스펀지로 경추베개를 제작하였다. 경추의 건강한 C자 라인을 살리는 동시에 일반 베개보다는 조금 단단하지만, 목침보다는 부드럽게 하여 편한 수면을 이룰 수 있게 노력하였다. 이 베개는 옆으로 누워 사용하면 불편함을 느끼도록 제작하였다. 처음에는 옆으로 누워도 편하도록 베개 옆 부분을 높게 하려고 했었다. 하지만 옆으로 누워 자면 한쪽 어깨로 바닥을 짚고 자는 자세가 되기 때문에 오히려 어깨가 아프고 팔도 저리게 된다. 통증이 있으니 당연히 깊이 잠들 수 없다. 그래서 좀 불편하더라도 반듯이 누워 경추의 C라인을 유지하는 데 도움이 되는 경추베개를 만들었다. 옆으로 잘 때 불편함을 느끼도록 설계했기 때문에 반듯이 누워 자는 자세를 지속적으로 유도할 수 있다. 이는 자는 동안 의식적으로 경추의 바른 C자를 유지하게 하여 건강을 도모하기 위함이다.

높낮이가 다른 두 개의 베개를 장만하여 그 날의 컨디션에 따라 번갈아 사용하는 것도 숙면을 위한 좋은 방법이다. 저자도 스트레스를 많이 받는 등 컨디션이 저조한 날에는 낮은 베개가 편하고 긴장이 풀어져 컨디션이 좋은 날에는 높은 베개가 편하다.

경추 2번은 숙면을 이루는 데 영향을 미치는 부위이다. 때문에 경추 2번이 변형되면 처음 베개를 사용할 때 귀 뒤쪽 라인의 뒷목이 저릴 수 있다. 이때는 평소에 쓰던 베개와 경추베개를 번갈아 쓰면 되는데 약 2주에서 4주 정도 지나면 뒷목이 저리는 증상이 없어질 것이다. 꼭 경추 2번의 변형이 없어도 뒷목이 저릴 수 있는데 마찬가지로 2~4주 후면 그런 증상들이 없어진다.

반듯이 누워서 경추의 C자를 유지하면 짧은 시간을 자도 피로가 풀린다. 또한 가슴이 편해지고 코가 시원해지며 숨이 잘 쉬어진다. 수면무호흡증과 코골이가 줄어들고 아울러 두통이나 어지럼증, 안구 통증이 경감되어질 것이다.

처음 경추베개를 사용할 때는 생소한 느낌에 자주 깰 수 있다. 하지만 꾸준히 쓰다 보면 오히려 다른 베개를 쓸 때 가슴이 답답해지고 자는 데 불편함을 느낄 것이다.

경추베개는 허리가 아프거나 등이 굽은 사람에게도 도움이 된다. 배꼽 뒤 허리 부분에 베개를 받치고 누워 있으면 요추전만에 도움이 되고, 굽은 등에 대고 누워 스트레칭을 해주면 등과 가슴이 시원해진다.

사람마다 경추와 상부 흉추의 상태가 다르므로 5~7cm 사이에서 낮은 베개, 중간베개, 높은 베개로 나누어 제작하고 있다. 본인에게 맞는 높이의 베개를 선택하여 사용하면 된다. 일자목, 목디스크, 두통, 어지럼증, 손 저림, 어깨 통증 등의 증상이 심한 경우에는 가장 낮은 베개부터 시작해 점차 높은 베개로 올려서 사용하는 것이 무리가 없다. 하찮게 보여도 이 베개를 잘 쓰는 사람들은 그야말로 백만 불짜리의 가치가 있다는 것을 알 것이다. 베개 하나만 잘 써도 장수할 수 있기에!

② 교정석의 사용법

골반과 척추를 제대로 교정하더라도 잘못된 자세나 운동으로 한 순간에 다시 교정 전으로 돌아갈 수 있다. 그렇기 때문에 교정을 한 후에 관리하는 것 또한 교정만큼 중요하다. 여기에서는 교정된 척 추를 셀프로 관리하는 방법을 설명하려 한다.

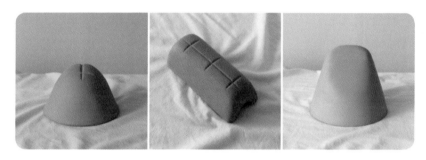

그림 103 **왼쪽부터 요추석, 흉추석, 경추석이다. 각각 척추의 높이에 맞게 제작하였다.**

때문에 **교정석을 이용한 척추 건강**에 대해서 중점적으로 다루겠 다. 교정석은 황토를 고온에 구워서 만든 것이다. 그중 요추석은 높이가 7cm, 너비와 길이가 각각 12cm 정도이며 흉추석은 높이가 5cm, 너비가 6.5cm, 길이가 15cm이고 경추석은 높이가 11cm, 너 비와 길이가 각각 12cm 정도이다.

교정석은 전자레인지에 2~3분 정도 가열하면 뜨거워지는데 화 상을 입지 않게 수건에 싸서 사용한다. 만약에 전자레인지가 없다면 온장고나 전기밥통에 보온으로 설정하여 넣어두고 필요할 때 사용하면 된다. (저자의 한의원에서는 온장고를 사용하는데 전자레인지보다 편리하다. 집에도 온장고를 구비하여 사용하고 있다) 그렇게 하면 뜨끈한 것이 마치 척추뼈를 구들장에 지지는 듯한 효과를 발휘한다. 교정석이 뜨끈해지면 황토에서 원적외선이 방출되어 통증 경감은 물론 가골을 녹이는데 일정한 역할을 하여 척추뼈를 부드럽게 만든다. 이때 주의할 점은 노약자나 당뇨 등 감각 저하를 일으키는 병이 있는 사람들은 화상에 주의해서 사용해야 하며 가족이나 주위 사람들이 도와주어야 한다.

전자레인지 등의 온열기구가 없다면 그냥 실온에서 사용하여도 무방하다. 처음에 교정석을 대면 통증 때문에 힘든 경우도 있다. 이는 척추의 변형이 심해서 통증이 오는 것이므로 무리하지 말고 시간을 짧게 한다. 그러면서 점차로 시간을 늘리다 보면 척추가 어느 순간 시원해질 것이다. 그러면 치료가 빨라진다.

요추석의 사용법

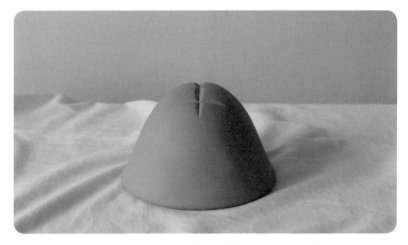

그림 104 **골반을 내리고 요추의 전만을 만들어주는 요추석.**

❶ 골반을 내리는 방법

요추석을 요추 4-5번과 천골(요추 6번) 사이에 대고 본인의 체중으로 자연스럽게 누르고 있으면 골반이 조금씩 내려가고 천골과 요추 4-5번의 공간도 확보할 수 있다. (처음 교정석을 쓰는 사람이나 증상이 심한 사람, 노약자는 요추석에 무리가 있을 수 있다. 이럴 때는 흉추석을 먼저 사용하고 익숙해지면 요추석으로 관리를 하자). 이 부분은 요통이 있을 때 가장 문제가 되는 부위이며 심한 경우 가골이 자라나는 곳이므로 가골이 있는 사람은 자주 오랫동안 교정석을 대야 한다. 가골이 자라난 곳은 뼈가 딱딱하고 울퉁불퉁한데 이곳이 부드럽고 매끈하게 되면 반드시 그 통증과 병증이 나아지게 되어 있다.

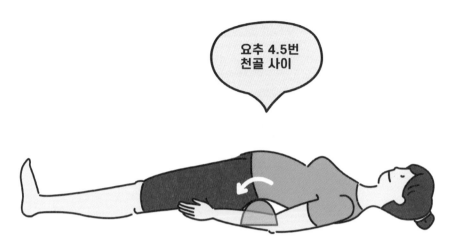

요추 4.5번
천골 사이

그림 105 　요추석을 이용하여 골반을 내리는 방법.

단 천골 아래 미골 쪽에 요추석을 대면 요추전만이 무너지며 일
자허리가 되므로 꼭 피해야 한다. 간혹 환자들 중에 일시적으로 시
원하다며 꼬리뼈 쪽에 교정석을 대는 분들이 있다. 그런데 그렇게
되면 꼬리뼈와 천골의 하단 부위가 앞쪽으로 밀려가는 현상이 발생
한다. 요추전만이 무너지고 일자허리가 되면 통증과 병증이 더욱
심해지므로 절대로 삼가야 한다.

❷ 요추의 전만을 만드는 방법

누워서 배꼽 아래쪽으로 선을 그어 척추 쪽으로 가면 요추 2-3
번이다. 여기에 중점적으로 교정석을 대야 한다. 1~2분 정도 있다
가 아래로 3~5cm 정도(요추 4-5번, 천골 상단)를 1~2분 정도 대고 다
시 배꼽 뒤쪽으로 1~2분 댄다. 다시 배꼽 위로 3~5cm 정도(흉추 12

번, 요추 1번)에 1~2분 댄 후에 다시 배꼽 아래(요추 2-3번)쪽에 1~2분 댄다. 이렇게 반복적으로 3회 정도 하면 효과적이다. 처음에는 힘이 들지만 반복적으로 시행하면 허리가 시원해지는데 시원함을 느끼면 통증이 많이 줄어든 상태일 것이다.

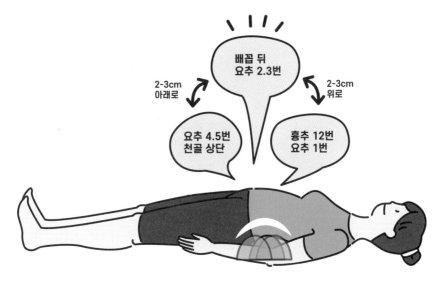

그림 106 **요추석을 이용하여 요추전만을 만드는 법.**

요통이 너무 심하거나 요추후만, 일자허리가 심한 경우에는 통증 때문에 요추석을 대는 것이 부담스러울 수 있다. 이럴 때는 수건이나 베개를 사용하여 부드럽게 요추전만을 만들어야 한다. 흉추석을 사용하여 가로로 대는 방법을 먼저 시도하는 것이 편하다. 본 한의원에서도 처음에는 흉추석을 사용하여 어느 정도 익숙해지면 요추석을 대게끔 하고 있다.

흉추석의 사용법

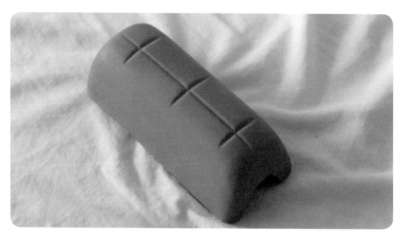

그림 107 흉추를 전반적으로 관리해주는 흉추석. 증상이 심하다면 요추석을 흉추석으로 대체하여 사용한다.

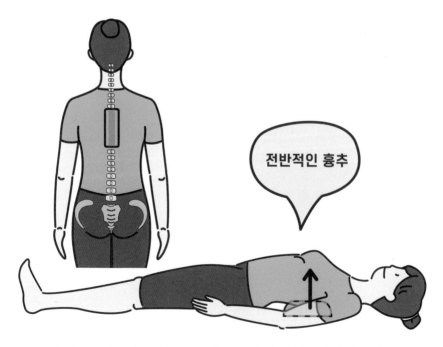

그림 108 흉추석을 세로로 하여 흉추를 전반적으로 관리해준다. 증상이 심하거나 노약자의 경우에는 가로로 사용해도 좋다.

흉추의 중요성은 지속적으로 강조해도 모자라지 않다. 심폐기능은 물론이요, 정신적인 문제, 소화기의 문제까지 다방면으로 연결이 되어 있는 곳이므로 소홀히 해서는 안 된다. 예를 들어 소화가 안 되고 가슴이 답답할 때 여성들의 경우 브래지어 끈을 중심으로 흉추석을 세로로 대고 있으면 속이 편해지면서 가슴이 시원해지는 것을 경험할 수 있다. 가로로 대던 세로로 대던 본인이 편하게 사용하면 된다. 이 흉추석은 몸에 무리가 크게 없으므로 대고 잠을 자도 될 정도이다. 처음에는 흉추석으로 사용하다가 익숙하고 시원해지면 요추석으로 바꾸어 시행하자. 그러면 더욱 큰 효과를 기대할 수 있다.

단 흉추가 너무 전만되어 있는 경우(새가슴)에는 흉추에 교정석을 대서는 안 된다. 흉추가 더 전만될 경우 증상이 악화되기 때문이다. 이럴 때는 반드시 골반을 내리고 요추의 전만을 만드는 것이 치료의 정석이다.

경추석의 사용법

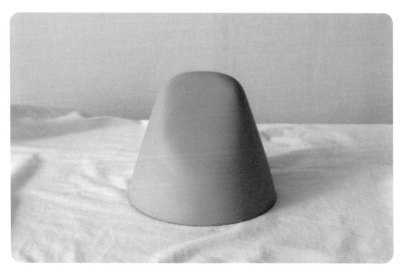

그림 109 **경추의 C자 형태를 만들어주고 유지해주는 경추석.**

가운데 경추 3-4-5번이 앞으로 들어가서 C자를 유지하게 하여
야 한다. 경추의 C자 유지는 정말로 중요하다. 요추를 전만시키는
방법과 마찬가지로 먼저 경추 한가운데에 1~2분 정도 대고 다음
아래(경추 6-7번), 다시 가운데, 다음 경추 1-2번에 1~2분, 다음에
다시 가운데로 반복 시행한다.

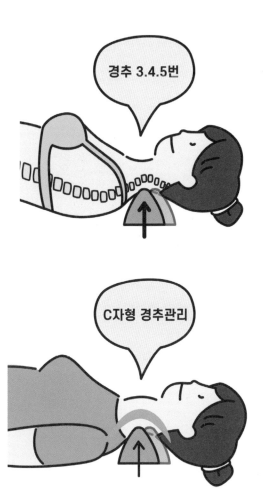

그림 110　**경추석으로 경추의 C자 커브를 관리해주자.**

경추가 좋지 않으면 그 해당 부위가 딱딱하게 굳어 있다. 이렇게 딱딱하게 굳어 있으면 가골이 자라나 있을 확률이 높다. 꾸준하게 경추석을 대면 그 부위가 부드러워지면서 고개를 돌리기가 한결 수월해진다. 또한, 머리가 맑아지고 어깨가 시원해진다.

하반신추석을 사용하여 하반신추 요법을 시행하는 방법

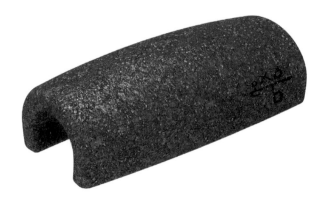

그림 111 온수움 하반신추석. 전반적인 척추라인을 관리할 수 있다.

요추석, 흉추석, 경추석은 따로따로 사용하는 것이 치료에 효과적이다. 하지만 처음 사용하는 사람들은 이 세 가지를 모두 능숙하게 사용하기에는 어렵고 헷갈릴 수가 있다. 또한 허리 통증이 너무 심한 사람들은 요추석을 대기가 고통스러워 포기하는 경우가 많다. 또한 최근 들어 골반과 요추 5번, 천골의 변형이 늘어가고 있는 추세여서 이곳의 변형을 교정하는 방법을 찾고 있었다. 그래서 '하나의 교정석으로 골반을 내리고 척추를 교정할 수는 없을까?'라는 고민을 하게 되었다. 그리고 그 고민의 끝에 하반신추석을 고안하게 되었다.

사실 이 하반신추석을 만든 사연이 있다.

작년 여름휴가 때 나름 조용히 쉬면서 이 책을 집필하려고 막걸리로 유명한 경기도 지평으로 에어비앤비를 통해서 숙소를 잡았다. 마침 아늑하고 조용한 집이어서 책을 쓰는데 적격인 곳이었다. 그 집에는 원목으로 된 흔들의자가 있었는데 그 의자를 애용(?)하고 난 후에 갑자기 허리가 아픈 것이었다. 허리를 아파본 사람은 안다. 통증도 통증이지만 이렇게 계속되는 통증으로 일상생활까지 불가능하게 되면 어쩌지 하는 불안감이 더 크게 밀려온다. 꽤나 깊숙한 흔들의자였는데 등을 대는 곳이 안쪽으로 깊게 파였었다. 생각해보니 앉을 때 의자 앞쪽으로 앉아서 천골과 요추 5번이 문제가 되었던 것이었다. 더불어 요추까지 후만이 되니 요통이 생길 수밖에 없었다.

마침 요추교정석을 가지고 오지 않아 어찌해보지도 못하고 아픈 허리를 붙잡고 어기적거리며 움직이는 수밖에 없었다. 그런데 그 집 뒤꼍에 가보니 오래된 기와가 쌓여 있었다. 아마 오래된 기와집을 철거하면서 남은 기와를 쌓아놓은 듯했다. 그 기와 중 둥근 모양의 수키와를 내 아픈 허리에 대보면 어떨까 해서 가져다가 전자레인지에 2~3분 돌려 요추에 대보았다. 그랬더니 안정감이 들면서 허리가 가벼워지고 뜨끈한 구들장에 몸을 지지는 효과를 보았다. 또한 뒷골반쪽에 대보니 골반이 확연하게 내려가는 것을 느낄 수 있었다.

그래서 이 하반신추석이 만들어진 것이다.

척구를 만들고 척추에 온전한 자극을 주도록 가운데를 약간 볼록하게 만들고 표면을 약간 거칠게 하여 피부가 미끄러지지 않게 하였다. 그래서 틀로 찍어내지 못하고 실력 있는 도예가를 찾아 부탁하여 일일이 수작업으로 만들었다. 일각에서 진통, 항염증, 항산화 작용이 있다는 게르마늄을 추천하여서 게르마늄분말을 섞어서 만들었는데 저자가 더 중요시한 것은 바로 두께였다. 두꺼울수록 만들기가 어려운 것은 사실이지만 두꺼울수록 온열기를 쓰면 온기가 오래가고, 안정적이어서 골반과 척추를 교정할 때 도움이 되기 때문이다.

하반신추석은 부작용을 최소화하여 편안하게 골반을 내리고 척추를 펴는 데 도움을 줄 수 있도록 제작하였다. 높이는 약 6.5cm로 만들었으며 너비는 13~14cm 길이는 24cm 정도로 장시간 사용하여도 무리가 적다. 온장고나 전기밥솥에 두고 사용하기 편리하며 전자레인지는 약 2~3분 정도 돌려서 사용한다. 온열기구를 사용하면 뜨거우니 꼭 수건으로 싸서 사용한다. 온열기구가 없으면 그냥 상온에서 사용하면 된다.

천골과 요추 4-5번에 하반신추석을 대면 골반이 내려가는 것을 느낄 수 있다. 이때 골반과 다리를 약간씩 흔들어주어도 좋다. 허리, 무릎, 다리도 시원해진다. 보통 무릎이 안 좋은 이유는 골반과 천골, 요추 5번에 문제가 있기 때문이다. 이때 하반신추석을 사용하여 이 부위에 신경이 흐를 수 있는 공간을 만들어주면 좋은 효과를 기대할 수가 있다. 요추 2-3번에 대면 요추전만을 부드럽게 만들 수 있고 흉추 쪽으로 올리면 편하게 등을 펼 수 있다. 또한, 경추에 대면 경추의 C자 커브를 만드는 데 도움이 되며 도리도리 운동을 하거나 잠깐 베고 자도 무리가 적도록 제작하였다.

에필로그

빌 게이츠와 스티브 잡스가
우리에게 남긴 것들

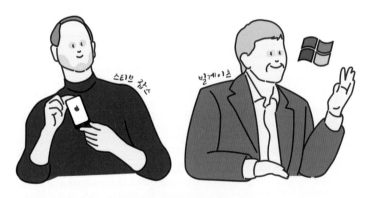

그림 112 **빌 게이츠와 스티브 잡스.**

빌 게이츠와 스티브 잡스는 우리의 생활환경에서 없어서는 안 될
문명의 이기를 만들었다. 컴퓨터와 스마트폰의 개발로 인터넷 기반

의 지식정보혁명, 즉 20세기 후반의 3차 산업혁명을 이끈 주체가 바로 이들이다.

이제 21세기 초반에 들어서서 인공지능, 사물인터넷, 가상현실, 자율 주행차, 드론, 빅 데이터 등 생소한 용어들이 친숙하게 다가오는 제4차 산업혁명이 도래하고 있는 중이다. 컴퓨터의 발달과 스마트폰의 약진은 이미 우리 생활의 중심축이 되었다. 그리고 이러한 기능은 앞으로도 비약적인 발전을 할 것이다. 제4차 산업혁명은 초연결(Hyper Connectivity)과 초지능(Super Intelligence)을 특징으로 하는데 기존 산업혁명에 비해 더 넓은 범위로 더 빠른 속도로 더 크게 영향을 미치고 있는 중이다.

전례가 없다시피 지구촌을 공포에 떨게 한 코로나의 출현은 또 어떤 영향을 미칠 것인가? 바이러스로 인해서 인류가 멸망할지도 모른다는 공포는 앞으로 인류의 행동양식을 어떻게든 바꾸어놓을 것이다. 콘택트(Contact)와 언택트(Un-tact)로 나누어서 생각한다면 어떠한 상황이든지 사람과의 대면이 절대적으로 줄어드는 언택트로 갈 가능성이 크다. 실례로 항공사의 경우 사람을 실어 나르지 않았는데도 화물 운송량은 최대를 기록한다. 택배 사업의 활황 및 드론의 활약상을 보면 이제 사람이 직접 움직이지 않아도 필요한 물건과 음식을 앉아서 받을 수 있는 세상이 왔구나 하는 생각이 든다. 인공지능과 가상현실이 결합하면 이제 각종 게임이나 레져, 스포

츠, 심지어는 해외여행의 맛도 바이러스의 공포 없이 집에서 편하게(?) 즐길 수도 있을 것이다.

그렇다면 이러한 상황은 우리의 건강에 어떤 영향을 미칠까? 인간이 컴퓨터와 모바일에 의존하는 만큼 앉아 있는 시간이 절대적으로 늘어날 것이며 자연히 활동량도 줄어들 것이다. 그리하면 골반과 척추를 지탱하는 근육의 양이 줄어들고 힘줄이나 인대가 약해진다. 오래 앉아 있으므로 골반이 올라가고 척추 사이의 공간이 좁아져 신경이 압박을 받아 크고 작은 통증과 질병에 시달릴 수도 있다.

실제로 환자를 치료하다 보면 평상시에 운동량과 활동량이 적어서 근육이 적은 환자는 근육이 튼튼한 사람보다 치료가 잘되지 않고 치료기간 또한 길었다. 근육이 너무 약한 사람은 골반과 척추를 바로 잡아주어도 고정할 수 있는 근육이나 힘줄, 인대의 힘이 적어 바로 다시 틀어지기 때문이다. 그러므로 근육이 약한 사람은 골반을 내리고 척추 사이의 공간을 확보한 후에 조심스럽게 근육의 양과 질을 높이는 근력 운동을 점차적으로 실행하여 근육을 키워야 한다.

컴퓨터와 핸드폰 사용의 증가로 인한 골반과 척추의 변형은 현재뿐만 아니라 미래의 건강도 위협하는 심각한 문제이다. 골반이 올라가고 요추전만이 무너지며 흉추와 경추의 변형이 날로 심화되는 증상은 그야말로 시대의 산물인 것이다.

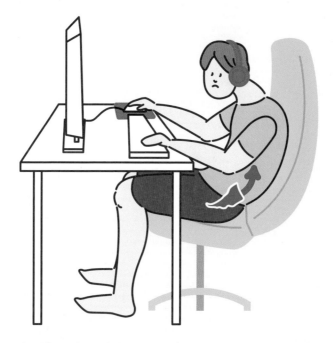

그림 113 **컴퓨터(핸드폰)의 사용은 인간의 골반을 올라가게 하고 여러 문제를 일으킨다.**

앞에서 밝혔듯이 골반과 척추의 문제를 해결하면 통증과 질병은 호전된다. 이를 볼 때, 앞으로 전 세계 모든 사람들이 골반과 척추의 중요성을 알고 또 예방과 치료방법을 공유하여 실천해 나갔으면 하는 바람이다.

이 하반신추(下盤伸椎)**의 방법이 바로 시대 요법이 될 것이다.** 이 시대 요법은 앞으로 대부분의 통증과 질병에서 획기적이고 자명한 치료방법으로 이어져 치료 및 예방의학의 중심에 서야 한다. 감히 독자님들에게 말씀드리는 바이다.

만성염증에
대하여

염증은 급성염증과 만성염증으로 구분할 수 있다. 급성염증은 세균이나 바이러스에 의해 감염되며 붓기가 있고 통증이 심하다. 열이 함께 동반되니 항생제와 진통소염제를 써서 치료해야 한다. 그런데 요즘에는 만성염증이 문제가 되고 있다. 만성염증이란 염증성 물질이 온몸으로 퍼져 각종 통증과 질병을 유발하는 것으로 이는 만병의 근원이 된다.

만성염증이 지속되면 통증과 함께 혈관 건강이 악화되어 심혈관질환, 당뇨병 및 염증성 위장질환과 불면증을 포함한 우울증을 초래한다. 심하면 DNA가 손상되고 암세포가 증식하여 암을 유발한다고 하니 우리 몸에 달갑지 않은 존재임에 틀림없다.

비만자나 불면증을 포함한 우울증 환자들은 염증수치가 특히 많이 올라간다는 학계 보고가 있다. 이는 염증수치를 낮추어야 한다는 당위성과 함께 염증수치가 올라가는 이유에 대해 의문점을 들게 한다. 염증수치가 올라가서 비만이나 우울증이 오는지, 아니면 비만이나 우울증이 오면 염증수치가 오르는지는 닭과 달걀 중 무엇이 먼저인지와 같은 우문에 빠져들게 한다. 학계에서는 특별히 밝혀진 바가없다. 단지 스트레스나 서구화된 식습관 및 과음 등이 그 원인이 될수 있다고 하는데 딱히 그렇게만 보기에는 무언가 부족한 점이 많다.

또한 만성염증은 궤양성 위장병이나 크론씨병 등 소화기의 염증은 물론이거니와 베체트씨병이나 심지어는 류머티즘까지 광범위하고도 심각한 통증과 질병을 유발한다. 어느 정도는 유전적인 소인도 있을 수 있겠다. 하지만 여기에서 우리가 주목할 부분은 만성염증과 척추의 상관관계이다.

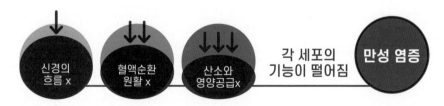

그림 114 **만성염증은 신경의 흐름에서부터 시작한다.**

신경의 흐름이 약하면 혈액순환이 원활하지 못하므로 각 세포에 산소와 영양의 공급이 제대로 이루어지지 않는다. 이렇게 되면 각 세포의 기능은 자연히 떨어지게 되는데 이러한 상태에서 만성염증이 발생한다. 즉 각 세포의 기능이 떨어지고 장기들이 약해지면 면역력 또한 약해지고 유해물질을 빨리 없애지 못하는 상황이 된다.

여기에서 산소와 영양의 공급이 줄어든 상태란 군대로 치면 보급품이 떨어진 상태에서 적군과 싸움을 하게 되는 모양이다. 불리할 수밖에 없는 상황이다. 우리 몸도 이와 마찬가지이다. 세균이나 바이러스에 대응하기 위해서는 그때그때 보급품을 가져다주어야 한다. 그런데 왜 이 보급품이 제대로 전달되지 않는 것일까? 이는 척추의 문제로 귀결된다.

척추가 틀어지면 가골이 자라나서 척추 신경을 압박한다. 신경이 압박받으면 신경전달물질이 잘 흐를 수 없게 되고, 신경전달물질이 잘 흐르지 못하면 혈액이 순환하지 못하여 산소와 영양이라는 보급품이 제대로 전달되지 못하는 것이다.

그리하여 염증성 물질을 없애지 못하고 오히려 염증이 점점 커지는 상황이 바로 만성염증의 실체이다. 통증과 질병의 원인은 산소와 영양부족이다. 산소와 영양을 공급하는 것은 혈액이고, 이 혈액을 움직이는 것은 신경전달물질이며, 이 신경전달물질이 흐르는 곳이 바로 신경이다. 그리고 이처럼 막중한 역할을 하는 신경의 중추인 '뇌'와 '척수 신경'을 보호하여 순환이 잘되게 하는 것이 바로 척추이다. 그러므로 만성염증을 없애려면 곧고 바른 척추가 가장 중요하다.

만성염증 환자들의 척추를 진단해보면 마른 고목처럼 말라비틀어져 있는 형상을 하고 있는 경우가 많다. 특히 흉추 부분이 딱딱하고 틀어져 있는데, 뼛골이 빠져 골수가 약해진 상태이니 면역력이 떨어질 수밖에 없다. 흉추의 변형은 많은 통증과 질병의 원인이 된다고 누누이 설명하였다. 대표적으로 만성염증과 연관되는 심혈관질환이나 심장병은 흉추 2-3번의 문제로 오며 고혈압과 관계가 깊다. 또한 당뇨와 관련되는 흉추 8-10번은 우울증, 불면증, 류머티즘, 베체트씨병 등과 밀접한 관계가 있다. 때문에 만성염증은 반드시 흉추 전반을 살펴 교정해야 하며 이에 따른 치료기간을 길게 둘 수밖에 없다.

각 기관, 각 세포로 보내는 군대와 보급품이 원천적으로 빈약하므로 우선 척추를 바로 세우고 뼛골을 채워야 한다. 그리해야 적들과 당당히 싸워 이겨낼 수 있고 아울러 적군의 시신들까지 깨끗하게 처리할 수 있는 믿음직한 군대가 될 것이다.

사고의 후유증이
척추에 미치는 영향

교통사고는 누구에게나 일어날 수 있는 일이다. 내가 최대한 조심한다고 해도 피해갈 수 없으니 정말로 운명의 장난이 아닌가 싶다. 그런데 한 번 교통사고를 당한 사람은 몇 년을 고생하고도 몸이 계속 안 좋아지는 경우가 많다. 이런 경우 아픈 사람도 문제지만 병원에서도 해줄 수 있는 처치가 난망하다. 계속되는 물리치료며 좋다는 시술을 다 받아보아도 별무신통이다. 갈 곳 없는 환자들은 지친 몸을 이끌고 혹시나 하는 마음으로 이 병원 저 병원 찾아다니는 형편이다.

배나 복숭아 같은 과일에 조그마한 충격을 가했다고 생각해보자. 시간이 지나면 그 부위를 중심으로 과일 안쪽 깊숙하게 상흔이 번

져나간다. 교통사고도 마찬가지다. 기계적인 충격이 치명적으로 발생하기 때문에 척추를 특히 조심하여야 한다. 즉 **외부의 충격이 조금만 커도 척추에는 큰 영향을 미칠 수 있다.** 척추의 조그마한 뒤틀림이나 어긋남이 바로 통증이나 질병을 가져올 수 있다는 것을 명심해야 한다. 척추의 뒤틀림이나 어긋남이 없으면 보통은 일 이주 내로 통증이 없어지는데 만약 척추에 이상이 있다면 이상이 있는 척추 분절 쪽으로 통증이나 질병이 나타난다.

실제로 60대 후반 아주머니가 후방추돌 교통사고 후 별 탈이 없어 합의를 했었는데, 이후 몇 달이 지나니 양쪽 하지마비가 와서 고생을 많이 하셨다. 걱정근심 없이 평화롭고 재미있었던, 3대가 같이 살던 집안의 분위기가 암담함 그 자체가 되어버린 것이다.

이 환자분은 흉추 4번에서 8번까지가 틀어져서 문제가 되었다. 사고 당시 틀어졌던 흉추가 시간이 지날수록 점점 더 심하게 틀어진 양상이었다. 그래서 처음에는 문제가 없었다가 시간이 지날수록 그런 안타까운 상태가 된 것이다. 흉추를 교정하니 약간씩 다리에 힘이 생기면서 혼자서도 설 수 있게 되었다. 감각이 점차 살아나는 느낌에 기뻐하셨는데 그만 집안 사정으로 치료를 중단해야 해서 안타까웠다.

꼭 노부부가 함께 오셨는데 할아버지가 아프셔서 더 이상 운전을 못 하셨기 때문에 오고 싶어도 못 오셨다. 환자분은 언제나 휠체어를 타고 오셨는데 지팡이를 짚고 가는 사람을 보면 나도 저렇게 지팡이를 짚고 걸어보는 게 소원이라고 하셨다. 그 소원이 이루어졌다면 얼마나 좋았을까? 두 발로 걸어 다닐 수 있는 나는 또 다른 욕망에 몸과 마음을 허비하고 있지는 않나 하는 미안한 마음에 한동안 가슴이 시렸었다. 가끔씩 안부를 묻는 전화가 오는데 멀어서 올 수 없는 마음은 오죽하실까? 모쪼록 건강하시길 빈다.

교통사고를 당했다면 꼭 척추 상태를 살펴야 한다. 물론 X-ray, C-T, MRI를 찍는 것도 중요하지만, 척추 극돌기의 배열을 잘 살펴서 척추의 이상을 감지해야 한다. 미세한 척추의 이상은 각종 기기에 발견되지 않는 경우가 많으므로 꼭 실력 있는 의사에게 검사하시길 바란다. 이분도 각종 검사에서는 이상 무였다.

척추의 문제가 유독 심한 사람들은 어렸을 때 사고나 낙상을 당한 적이 있는지 의심해보아야 한다. 이런 사람들은 뼈가 심하게 틀어졌거나 가골이 엄청 발달되어 있는데, 교통사고를 당한 후 몇 년이 지나 변형이 크게 진행된 척추뼈와 비슷하게 생겼다. 그래서 환자에게 물어보면 아기 때 크게 넘어지거나 사고를 당한 경우가 많았다. 본인도 몰라 어머니한테 물어보니

"그래. 너 어릴 때 토방에서 굴러떨어져 얼굴이 새파랗게 질려 죽다 깨어났어. 업고 있는데 발버둥 치다가 머리부터 엄마 뒤로 떨어져 한참을 애먹었지."

라는 답변이 돌아왔다며 놀라워하기도 한다. 이처럼 어렸을 때 사고로 인해 틀어졌던 척추는 세월이 지나면서 변형이 심하게 올 수 있으니 조심해야 한다.

이러한 척추의 변형은 신경을 압박해 통증이나 질병을 일으키는데 설령 아무리 오래된 척추의 변형일지라도 지속적으로 교정하면 호전이 되면서 그에 따른 통증이나 질병도 점차 좋아짐을 느낄 수 있다. 단지 척추의 변형이 오래되면 교정하는 데 시간이 좀 걸리므로 느긋하게 치료에 임하여야 한다. 또한, 본인 스스로도 가골을 녹이고 척추의 변형을 바로잡기 위해 교정석 및 하반신추석을 열심히 하는 등의 노력을 기울여야 한다.

안면홍조와
상열하한(上熱下寒)에 대하여

척추 교정에 들어가기 앞서 척추 및 얼굴 사진을 먼저 촬영하게
된다. 이는 얼굴의 균형과 어깨의 높낮이를 보기 위함인데, 얼굴에
나타나는 장기의 기능을 살피는 진단의 도구로도 활용한다.

환자분 대다수는 통증이나 내장 질환으로 한의원에 오기 때문에
보통 안면홍조라는 증상으로는 치료를 시작하지 않는다. 그런데 치
료 전과 치료 후의 얼굴 사진을 비교해보면 환자분들의 얼굴에서 붉
은 기운이 적어지거나 없어지는 경우를 많이 본다. 또한, 얼굴의 부기
가 빠지고 젊어지기도 하는데 이는 척추를 교정함으로써 내부장기의
기능이 좋아지므로 얼굴의 혈색이나 형태가 변하는 것으로 보인다.

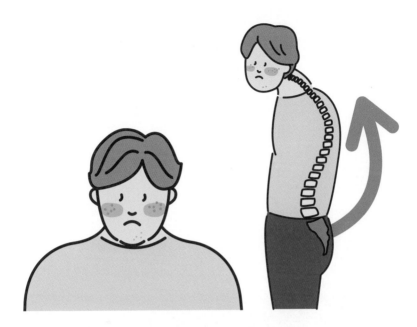

그림 115 **안면홍조도 척추의 변형으로 온다.**

각종 스트레스 및 잘못된 자세로 인한 척추의 변형으로 얼굴이 붉어지는 사람들이 늘고 있다. 이러한 사람들은 안면홍조와 더불어 얼굴의 발진 및 여드름, 탈모(지루성 피부염) 등의 피부 이상뿐만 아니라 각종 두통, 어지럼증, 이명, 비염, 중이염을 달고 사는 경우도 많다. 심장이나 기관지가 좋지 않아 가슴에 답답함을 느끼기도 한다. 이러한 증상은 경추와 상부 흉추의 변형이 많은 사람에게서 특히 더 심하게 나타난다. 따라서 안면홍조도 척추의 변형을 치료하면 좋아진다는 가설이 성립된다.

뇌에서 만들어지는 신경전달물질은 경추와 상부 흉추를 거쳐 내려가면서 각 분절로 상응하는 기관과 세포에 고루 분배한다. 그런데 경추와 상부 흉추의 변형으로 인하여 신경전달물질이 더 이상 인체의 하부로 내려가지 못하고 정체된다면 일부는 얼굴과 뇌 쪽으로 상충될 것이다. 이 상태가 바로 안면홍조가 되는 것이 아닐까 조심스럽게 유추해본다. 이때 잘못된 경추와 흉추를 교정하면 뇌에서 만들어진 신경전달물질이 경추, 흉추, 요추, 천골을 따라 아래로 잘 전달된다. 정체되거나 막히는 현상이 없어지므로 자연스럽게 얼굴이 깨끗해지는 것이다.

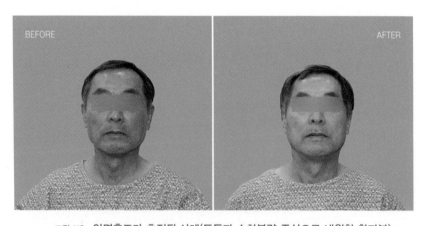

그림 116 **안면홍조가 호전된 사례(두통과 소화불량 증상으로 내원한 환자분)**

상열하한(上熱下寒)이란 말 그대로 위는 뜨겁고 아래는 차가운 증상이다. 즉 상부(상체 – 가슴 위)는 덥고 하부(하체 – 복부 아래)는 차가운 증상을 말하는데 이것이 참으로 흔한 증상이지만 치료하기가 난망하다. 약을 써서 치료한다면 더운 성질의 약을 써야 하나, 차가운

성질의 약을 써야 하나. 아니면 더운 약과 찬 약을 섞어서 써야 하나? 참으로 고민이 많았던 증상임에 틀림없다.

 학창시절에는 상열하한(上熱下寒)이란 심신불교(心腎不交)라 하여 '심장의 불(火)기운이 콩팥으로 내려가고 콩팥의 물(水)기운이 심장으로 올라가야 하는데 이것이 잘 이루어지지 않아서 생기는 증상'이라고 배웠다. 화(火)는 내려가고 물(水)은 올라가야 하고 참으로 이해가 안 되는 논리여서 시험 문제로 출제가 되면 정답을 적어내기가 참 난감했던 기억이 있다.

 불의 성질은 원래 위로만 올라가고 물의 성질은 원래 아래로만 내려가는데 이것을 거꾸로 생각하기엔 내 짧은 머리로는 도저히 이해가 안 되는 것이었다. 이 이론은 내 학창시절뿐 아니라 졸업 후 개원하여 임상에서 환자를 대할 때까지 내내 어려운 숙제로 남아 있었다. 그런데 척추 교정을 하다 보니 상열하한증이 자연스레 호전되는 것을 경험하였다. 특히 상부 흉추, 즉 흉추 1번에서 흉추 7번을 교정하면 차가웠던 손발이 따뜻해지고 소화가 잘되며 눈과 머리가 맑아지는 것을 볼 수 있다. 이는 교정이 된 상부 흉추가 심폐 기능을 원활하게 이루어지도록 도움을 주는 것으로 생각된다.

 이 또한 뇌에서 만들어진 신경전달물질이 흉추에서 막혀 하부(하체 – 복부 아래)로 원활하게 내려가지 못하여 상부(상체 – 가슴 위)에 울

체되고 상충하여 생기는 증상이라고 말하고 싶다. 사실이 이러함에
상열하한증도 척추를 생각해볼 일이다.

醫者는 意也라
(의료인은 항상 생각해야 한다)

의학입문(醫學入門)이란 의서에 나오는 말로 '**의료인은 항상 생각해야 한다**'는 뜻이다. 돈과 명예보다도 항상 아픈 사람의 상태와 심경을 살피고 이해함을 우선하여 생각해야 한다는 뜻일 것이다. 비록 배우고 익힌 것이 다르고 방향이 같지 않아도 '**왜 사람들이 아프며 어떻게 해야 그 고통을 빨리, 온전하게 없애줄까**'를 탐구하는 것이 의료인의 숙명이다.

저자의 생각을 키워드로 뽑아보자면 **골반과 척추**다. 건강한 몸을 위해서는 반드시 골반과 척추를 생각하여야 한다. 골반과 척추의 상태를 고려하지 않는다면 통증과 질병의 원인을 제대로 알 수 없고 치료 또한 하기 어려워진다.

양방의학적 관점에서 보면 고혈압은 혈압약을 써서 조절하면 되고 당뇨는 당뇨약과 인슐린을 써서 혈당을 조절하면 된다. 또한 염증이 있으면 항생제와 소염제를 써서 염증을 제거하면 된다. 통증이 있으면 진통제(Pain Killer)를 써서 통증을 누그러뜨리면 된다. **단지 이렇게만 생각한다면 일반적으로 질병과 통증을 조절하는 것이지 온전하게 치료하는 것은 아니지 않은가?**

물론 병을 온전하게 치료하는 것은 무척이나 어려운 일이다. 그리고 통증과 질병에 맞게 적재적소 꼭 알맞은 약을 써야만 하는 경우도 반드시 있다. 이는 귀중한 생명을 살리는 길이며 생명연장의 중요한 처방과 술기가 된다. 하지만 통증과 질병이 만성화가 되어버리면 증상을 조절하기에 약으로는 부족한 점이 많을 것이다.

이때 치료의 중요한 잣대가 되는 것이 바로 골반과 척추의 상태이다. 의료인들은 이에 따라 골반과 척추의 중요성을 한 번쯤은 생각해야 한다. 비록 내가 배우고 접해보지 않았을지라도 골반과 척추 상태에 따라서 다양한 통증과 질병이 올 수 있겠구나 하는 생각을 이 책을 통해 하게 되었다면 저자는 감사할 따름이다.

저자의 한의원에는 각종 양방병원과 대학병원의 시스템을 거쳐서 오시는 분들이 대다수이다. 만약 그 시스템에서 치료가 잘되었다면 그 환자분들이 저자에게 올 일은 없을 것이다. 병원에서 해결되지 않으니 한의원에 온다는 사실은 현 의료시스템이 무언가를 놓치고 있다는 것을 방증하는 것이 아닐까? 이러한 현실을 몇몇 의료인이 해결할 수는 없다. 하지만 미래의 환자들을 위해서 이제부터라도 골반과 척추를 생각해야 하지 않을까?

생활습관의 변화로 인해 미래의 후손들은 골반과 척추의 이상으로 인한 통증과 질병에 지금보다도 훨씬 많이 노출될 것이다. 실제 상황이 이러하니 醫者는 意也라. 의료인들은 골반과 척추를 생각해야 한다. 그런데 이를 이해하고 응용하기가 쉽지 않은 것이 사실이다. 이에 따라 국가적으로 교육시스템을 만들어 모든 의료인들이 골반과 척추를 이해하고 진료에 응용할 수 있으면 좋겠다. 이 자체가 우리나라의 국력이 될 수도 있다. 왜냐하면, 가까운 미래에는 세상의 모든 사람들이 골반과 척추의 변형에서 자유롭지 못할 것이기 때문이다. 우리나라 의료인들이 앞장서서 이를 응용한다면 세계적인 의료강국이 될 수 있으며, 각 나라에도 새로운 의료기술을 전파할 수 있을 것으로 생각한다. 또한 젊은 의료인들이 전 세계로 활동영역을 넓힐 수 있는 계기가 되었으면 하는 바람도 있다.

아픈 환자들도 마찬가지이다. 인터넷의 발달로 본인의 통증과 질병에 대해서 웬만한 의료인보다 더 잘 알고 이해하는 환자들이 많다. 기존 치료에 효과를 보지 못하였다면 자신의 골반과 척추를 살펴보라고 권하고 싶다.

심각한 병,
심각한 치료비용

미국 상류사회에서는 척추를 매우 중요시한다. 때문에 본인들은
물론 성장기의 자녀들에게도 정기적인 척추 교정과 관리를 하는 것
으로 알고 있다. 그들은 척추의 문제가 건강의 중심이 된다는 사실
을 아는 것이다.

사람은 죽기 전에 많은 돈을 치료비용으로 사용한다. 말기 암 환
자들에게 강아지에게 쓰는 구충제인 펜벤다졸을 사용하는 광풍은
어떻게 생각하는가? 보건당국과 의사들은 절대로 복용하지 말라
고 하지만 직접적인 당사자나 가족들에겐 그 말이 귀에 들어오겠는
가? 인터넷을 보니 하나같이 효과를 보장하지 못하는 비싼 항암제

대신 강아지 구충제인 펜벤다졸을 복용하는 것이 더 낫겠다는 댓글
이 줄줄이 달려 있었다.

우리가 암에 걸리면 마지막까지 비싼 항암제를 쓰면서 죽는다.
물론 그중 몇 퍼센트는 죽지 않고 살 것이며 새로운 삶을 영위할 수
도 있을 것이다. 하지만 대다수의 사람들은 평생 모은 돈을 배우
자, 자식들에게 못 물려주고 다국적 제약회사, 병원, 의사들에게
헌납하고 죽는 실정이다. 항암제 한 병에 몇천, 몇억 하는 세상이
다. 이런 비싼 비용에도 불구하고 생이 절박하기 때문에 거금을 지
불하지만, 남겨지는 가족들에 대한 걱정은 한없이 깊어진다. 그렇
다면 대안은 없는 것일까?

위에서 말한 펜벤다졸이 정말로 말기 암에 효과가 있다면 싸고
쉽게 구할 수 있는 암 치료제를 그냥 만들면 된다. 하지만 과연 이
런 일이 쉽게 이루어질 수 있을까? 하는 의문이 든다. 왜냐하면 돈
이 안 되기 때문이다. 암이란 병 자체가 이미 거대한 돈 잔치의 블
랙홀이 되어 있다는 사실은 누구도 부인하지 못할 것이다.

암 환자들도 해당되는 장기의 척추에 가골이 많이 자라나서 통증
이 심한 경우가 많다. 이때 말기 암의 경우 척추 체를 살짝만 건드
려도 통증이 자지러지게 일어나 치료를 포기하는 경우가 많은데,
암 초기였을 때 척추를 교정하였으면 어땠을까 하는 아쉬움이 많이

남는다. 병원 치료에 매달리다가 자포자기하여 죽기 전에 마지막 대안으로 오는 상황이 되니 손을 쓸 수 없는 경우가 많았다.

병이 들기 전에 우리 몸은 우리가 지켜야 한다.
골반과 척추가 바르고 건강하다면 큰 병이 오지 않는다.
골반과 척추를 바르게 하는 것이야말로 가장 좋은 보험에 드는 것이다.

척추와 인생

하루는 젊은 친구(남, 20세)가 한의원에 내방하였다. 의례 그렇듯 저자는 문진(問診)을 하면서 어디가 불편해서 왔냐고 물어보았다. 그런데 그 젊은 친구의 대답이 정말로 가관이었다.

"선생님, 제가 어디가 아프냐고 물어보는 것보다는 어디가 아프지 않은지 물어보는 것이 빠를 것입니다"라고 말하는 것이었다. 순간 당황스러웠지만 계속 들어보기로 하였다. 같이 오신 그 친구의 어머님은 안절부절못하셨는데 그 모습이 많이 안쓰러웠다. 나중에 알고 보니 이 친구는 몸이 하도 괴로워서 하루 종일 몸부림을 쳤다고 한다. 그런데 그것이 부모님의 눈에는 정신적인 문제로 보였던 것이다. 증상은 대략 다음과 같았다. 머리가 아프고, 가슴이 심하게 떨리고, 코가 막혀 숨이 잘 안 쉬어지니 답답하고, 소화도 안 되고, 허리와 목이 아프니 밤새워 소리를 질러야 조금이나마 잠을 잘 수 있다 하였다. 부모 입장에서는 다 큰 아들이 밤새워 소리치고 난리를 피우며 욕하고 대드니 미치고 환장할 일이었던 것이다.

정신과 약도 먹여보고 오죽했으면 정신과 병원에까지 입원을 시켰다고 한다. 하지만 그때뿐. 밤마다 소리를 지르고 살림을 부수니 부모님은 밤마다 큰아들을 피해 있다가 잠이 들기만을 기다렸다고 한다. 다행히 남동생에게는 화풀이나 해코지를 하지 않아 형이 잠들면 동생이 부모에게 연락하여 집에 들어가곤 했다는 것이다. 나중에 들은 말로는 얼마나 괴로우면 차라리 온 식구가 같이 죽는 게 낫겠다며 극단적인 생각까지 했을 정도로 지옥 같은 삶을 산 가족이었다. 평소 다니던 절에서 아들 때문에 공양도 하고 기도도 하던 중에 스님의 소개로 저자의 한의원에 내원하였다.

환자의 골반과 척추는 엉망이었다. 골반이 양쪽으로 5~6cm 정도 올라가 있었고 요추도 후만되어 있었으며 흉추가 많이 꼬여 있는 상태였다. 그리고 경추 3-4번도 틀어져 있었다. 우선 골반을 내리고 요추전만을 만들어주면서 꼬여 있던 흉추를 풀어주었다. 거기에 더불어 경추 3-4번의 틀어짐을 반복적으로 맞추었다. 치료과정 중에 점차 가슴이 편해지고 정신이 맑아져 잠을 잘 자게 되었다. 답답한 코의 막힘도 많이 부드러워져 숨을 쉬기가 편해졌다. 그렇게 사이가 안 좋았던 아버지와도 사이가 점차 좋아져 이야기도 많이 하고 여행도 같이 다닌다고 하였다. 몸이 힘들어 고등학교를 자퇴했던 친구가 이제는 검정고시를 거쳐 대학에서 컴퓨터공학을 공부하고 있다.

척추 건강이 한 사람의 운명과 집안의 운명을 좌우한다. 나중에 성공해서 돈을 벌면 저자한테 멋진 차(람보르기니)를 한 대 사주고 싶다고 하였다. 당연히 저자는 그 친구의 앞길이 꿈과 희망으로 가득 찬 창창한 인생이 펼쳐지기를 빌고 있다. **척추가 바로 서면 그 사람의 인생과 가족이 바로 선다. 척추가 틀어지고 꼬이면 그 사람의 인생과 가족이 틀어지고 꼬여진다.**

왜 나이가 들수록
내 키는 작아질까?

늙는다는 말은 골수가 빠져나가 텅 빈 뼈를 갖게 된다는 의미이다. 골수가 빠져나가게 되면 뼈는 딱딱한 상태가 되며 가골이 자라나 신경을 압박하게 된다. 또한, 척추뼈 사이에서 완충작용을 하는 디스크는 골화(骨化)되어서 딱딱하게 마르니 척추 신경의 흐름이 더욱 악화되는 것이다.

요즘에는 나이가 많아도 백세 시대라고 하여 젊은이 못지않게 왕성한 활동을 하는 어르신들이 많다. 이런 분들은 건강에 관심도 많아 허리가 굽는 것을 극도로 싫어하며 허리만 펴지면 세상에 부러울 것이 없다고 말씀하신다. 또한 예전과 달리 질병이나 통증에 있어 나이 탓을 하지 않고 적극적으로 치료를 하려는 의지가 강하다. 그리고 건강만큼은 자식들에게 누가 되지 않도록 스스로 최대한 노력하며 금전적인 지출에도 인색하지 않다.

　그러므로 본 한의원에는 나이 드신 어르신들도 치료를 많이 받으러 오신다. 전에는 너무 나이 드신 분은 치료하다가 뼈가 부러지지나 않을까 하는 걱정에 치료를 과감하게 하지 못하였다. 허리가 죽도록 아픈데 자식들에게 말하면 "병원에 가보세요"라는 말만 하고 그렇다고 바쁜 자식들 앞세워 병원에 갈 수도 없고……. 혼자서 힘들게 병원에 가서 줄을 서보지만 주사 아니면 진통제 처방만 받으니 효과가 만족스럽지 못했다. 그래서 밤새 욕탕에 뜨거운 물을 붓고 앉아서 울었다는 한 할머니의 말을 듣고서 어르신들의 척추를 다시 보기 시작하였다. 그런데 특이하게도 어르신들은 젊은이들보다 척추에 대한 이해도가 빠르다. 그들이 겪어온 세월과 연륜의 힘이 아닌가 싶다. 지나간 청춘의 발자국이 골반과 척추에 알알이 맺혀 있는데 척추만 바르다면 앞으로도 창창한 노년의 인생이 펼쳐질 것이란 믿음을 가지시는 어르신들이 많다.

　모든 만물은 마르면 졸아든다. 졸아들면 용적이 줄어든다. 척추뼈 사이 디스크의 용적이 줄어드니 등이 굽고, 등이 굽으니 머리가 앞으로 나오면서 키가 더욱 줄어드는 것이다. 이때 골반이 위로 올라가는데 이 또한 키가 줄어드는 데 일조한다. 이러한 상태는 뇌에서 각 장기세포로 나오고 들어가는 생리적 전기 신호 또한 줄어들게 한다. 이는 생리활동의 감소로 이어져 노화를 가속화시키는 원인이 된다. 그러므로 최대한 골반을 내리고 등을 펴 골수를 채우면 노화는 천천히 오게 될 것이다.

 골반을 내리고 등을 펴면 척추 사이의 공간이 넓어져 신경이 잘 흐르게 되고, 신경이 잘 흐르게 되면 산소와 영양의 공급이 원활하게 되어 척추 사이의 디스크 퇴행이 늦춰지고 원형이 잘 보존된다. 그렇게 된다면 '나이는 숫자에 불과한 젊음'이 충만한 상태로 행복한 세월을 보낼 수 있다.

 그런데 이미 상태가 많이 악화되었다면 회복은 힘들다.
 식물이 말라버린 경우를 생각해보자. 마른 상태가 오래되고 심해지면 회복불능에 빠질 수 있다. 그러므로 진액이 남아 있어 척추가 조금이라도 부드럽고 등이 많이 굽지 않은 상태일 때 하루빨리 골반을 내리고 척추 사이의 공간을 확보하여 더 이상 골수가 마르고 졸아들지 않게 하여야 한다.

 나이가 들면 양질의 단백질을 더 많이 섭취하여 골수를 채워야 한다. 이때 동물성 단백질이 필요한데 수성화(水性化)가 잘되는, 즉 소화가 잘되는 생선의 섭취가 중요하다. 나이가 들면서 건강을 위해 소식, 채식으로 가는 경우가 많은데 그렇게 되면 뼈의 골수가 빠지는 지름길이 될 수 있다. 그러므로 나이가 들수록 본인의 소화력을 헤아려서 소화가 잘되는, 골수에 도움이 되는 동물성 단백질을 충분히 섭취해야 한다. 식물성 단백질은 흡수율이 적기 때문에 식사량이 적어지는 노인들은 흡수율이 좋은 동물성 단백질을 선택하여 섭취하여야 한다.

자세도 매우 중요하다. 나이가 들수록 요추전만의 자세를 유지하고 등을 꼿꼿이 하여 척추의 S라인을 지키도록 노력해야 한다.

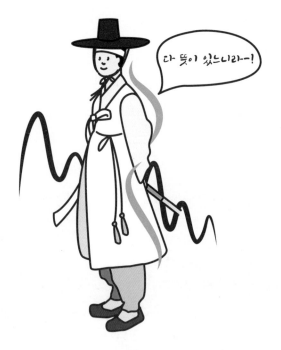

다 뜻이 있느니라--!

그림 117 옛날 양반이 거니는 자세가 바른 자세이다.

옛날 양반들은 등을 펴고 뒷짐을 지고 팔자걸음을 걸었다. 그 혜안이 놀랍다. **등을 펴고 뒷짐을 진 자세는 바로 요추전만을 유지하는 자세**이기 때문이다. 요추전만의 자세가 되면 자연스럽게 어깨가 펴지고 고개가 반듯해져서 고개가 앞으로 쏠리는 현상이 없어진다. 그래서 턱이 당겨지고 약간 멀리 보며 걷는 이상적인 자세가 된다. 여기에 여유로운 팔자걸음은 심리적 안정감까지 더해주게 되니 나이 들어서 제일 편하고 좋은 운동이 되는 것이다. 그러면서 매일 아침 척추를 늘려주는 스트레칭과 함께 교정석을 사용하여 척추의 공간을 확보한다면 더욱 활기찬 삶을 영위할 수 있는 최적의 방법이 된다.

사람의 나이는
뒤태에 있다

　부모님의 나이 든 모습을 생각하면 애처롭고 안쓰러운 마음이 든다. 한없이 넓고 포근하였던 아버지, 어머니의 등이 언제부터인지 작고 좁게만 느껴진다면 이제 그분과 영영 이별을 생각해야 한다는 현실의 두려움도 배제하지 못한다. '등이 휠 것 같은 삶의 무게여…'란 대중가사도 있지만, 등이 휘면 정말로 큰일이다. 자식들을 위하여, 가정의 존립과 평화를 위하여 한 몸 아낌없이 불살라서 힘들게 살아오신 흔적은 고스란히 세월에 묻혀 뒤태에 새겨져 있다.

　스핑크스의 수수께끼처럼 인생의 저녁은 세 발로 걷는 형태다. 그러므로 늙는다는 것은 등이 굽고 휘는 것이다. 하지만 요즘은 젊은 사람들이 너무 빨리 인생의 저녁을 맞이하는 것 같다. 이는 무엇을 말하는가?

나이가 젊어도 등이 굽고 휘었다면 그는 늙은 것이다.
나이가 많아도 등이 바르게 펴졌다면 그는 젊은 것이다.

그러므로 등이 굽고 휘었다면 애처롭고 안타까운 일이다. 반대로 등이 바르고 곧으면 젊고 건강하니 인생의 활력이 넘칠 것이다.

당신은 어떠한가?
바르고 곧은 등을 위해 노력하여 젊고 아름다운 뒤태를 가져야 한다. 실제로 나이가 들어 등이 휘고 굽은 노인들도 등을 펴서 바르게 하면 나이보다 훨씬 젊어지는 것을 많이 본다.

숨쉬기가 편해지고 소화가 잘되며 입맛이 살아난다.
관절이 부드러워지고 통증은 사라진다.
수면의 질이 높아지며 정신이 맑아진다.
기운이 세지고 면역력이 높아진다.
안티에이징(Anti-Aging)**이다.**

그러므로 나이 드신 부모님들도 곧고 바른 뒤태를 가지려고 노력하면서 하반신추(下盤伸椎)를 실천하시는 것이 좋다. 평상시 생활습관과 자세를 꾸준히 유지해 주신다면, 우리 자식들도 부모님 건강에 대해 큰 염려 없이 안심이 될 것이다.

최근 들어 어르신들이 굽은 등을 펴고 싶다고 많이 오신다. 등이 굽으니 매사에 자신감이 없어지고 우울하다며 특별하게 아프지는 않지만 굽은 등을 펴고 싶다고 하시는 분들도 많다. **참으로 현명하신 생각이다.** 실제로 등을 펴주면 굉장히 기뻐하시며 자신감이 커지신다.

또한, 올라간 골반을 내리고 등을 펴면 허리의 부기가 빠져 라인이 되살아난다. 그야말로 아름다운 뒤태의 라인을 가질 수 있는 것이다. 하반신추 요법 하나로 젊음을 되찾을 수 있다니 이 얼마나 매력적인 방법인가.

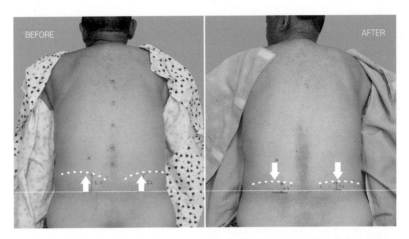

그림 118 골반을 내리고 등을 펴니 노인대학에서 인기 급상승 중인 70대 후반 환자.

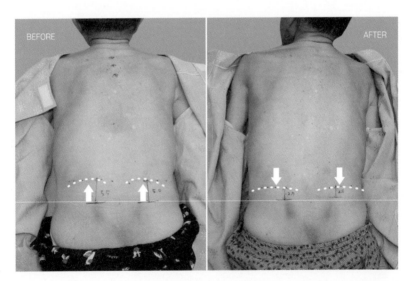

그림 119 93세의 노령임에도 불구하고 몸이 가벼워지고 등이 펴졌다. 주위 사람에게
알려야 한다면서 시술방법을 촬영해간 마음 젊으신 환자.

척추치료는 解凍(해동)
과정과 비슷하다

오래된 척추의 문제를 치료하다 보면 가끔은 얼린 생선이나 고기를 해동하는 것과 비슷하다는 생각이 든다. 얼린 생선이나 고기를 갑자기 해동하려면 문제가 생긴다. 섣불리 해동하려고 서두르다 보면 생선이나 고기가 볼썽사납게 깨지고 찢어진다. 때문에 시간을 두고 해동이 되기를 천천히 기다려야 한다.

올라간 골반을 내리고 가골이 자라난 척추의 배열을 바르게 하는 것도 같은 이치이다. 누르고 두드려서 서서히 제자리로 돌아가게 만들고 가골이 녹게 해야 한다.

골반과 척추의 변형으로 생긴 가골은 쉽게 없어지지 않는다. 뼈와 근육, 인대, 건, 근막 등이 제지리를 찾고 기능이 살아나기까지 꾸준하게 인내심을 가지고 기다려야 온전한 육체를 가질 수 있다. 골반과 척추의 변형이 아무리 심하더라도 시간을 두고 꾸준하게 치료하다 보면 어느 순간 얼린 생선이나 고기가 해동되는 것처럼 저절로 스르륵 풀리는 경우가 많다. 만약 얼린 생선이나 고기를 딱딱하다 하여 해동하지 않고 칼부터 들이대면 어떻게 되겠는가? 그 당시에는 해결된 듯 보이겠지만, 얼어 있는 조직은 더욱더 딱딱하게 굳을 뿐이다. 더 딱딱하게 굳은 조직들이 남은 인생에 있어서 좋지 않은 결과를 가져올 것은 자명한 이치이다.

스스로 교정석을 대고 몸에 맞는 스트레칭을 하며 뼛골을 채우는 한약을 복용하면 부드럽게 해동되는 자신의 몸을 발견할 것이다. 마른 고목 같은 뼈도 마찬가지이다. 바짝 마른 나뭇가지에 조금씩 물이 차오르는 것을 느끼면 그동안 괴롭히던 증상들이 좋아진다.

이와 같은 사실은 통증과 질병을 골반과 척추의 전반적인 문제로 접근해야 한다는 것을 방증한다. 허리의 통증은 어느 한 곳(요추 4-5번)의 문제가 아니다. 골반을 비롯하여 척추 전체를 살펴서 치료해야 한다.

流水之爲物也 不盈科不行
(유수지위물야 불영과불행)

맹자의 명언이다.

개인적으로 내가 참 좋아하는 구절이기도 하다.

흐르는 물은 구덩이를 채우지 않으면 앞으로 나아가지 않는다.

모든 인생사가 마찬가지이다.

신영복 선생은 《강의》라는 책에서 '물이 흐르다 구덩이를 만나면 그 구덩이를 다 채운 다음에 앞으로 나아가는 법이며 건너뛰는 법이 없다'고 말씀하셨다. 건너뛸 수 없으니 우직하게 정도를 고집하라는 뜻이며 기본을 바로 세워야 한다는 의미이다.

이를 우리 몸에 비유해보자. 뇌에서부터 손끝, 발끝까지의 신경전달을 흐르는 물이라고 생각하자. 그 신경전달의 통로인 척추뼈, 즉 경추, 흉추, 요추, 천추로 흐르는 신경의 흐름을 보면 답이 나온다. 뇌의 생리적 전기 신호가 흐르는 척추에는 우리 몸의 항상성에 맞는 적당한 구덩이들이 있을 것이다. 이 구덩이들을 다 채우고 신경이 흘러야 하기에 하나의 구덩이라도 채우지 못한다면 문제가 될 수 있다. 건강한 신체에서는 마치 물이 모든 구덩이를 다 채우고 무리 없이 다음으로 넘어가는 것처럼 흐름이 유지될 것이다.

이와 같이 각 세포에 보내는 생리적 전기 신호가 물이 흐르듯 편하게 흘러야 하는데, 척추가 틀어지거나 꼬여 있으면 그쪽 체절로 가는 생리적 전기 신호가 막혀 물이 적게 흐르는 상태가 되므로 구덩이를 채우고 나아가는 데에 시간이 걸릴 것이다.

전기 신호의 양이 적어지니 그 척추 분절이 관장하는 신체 부위에 통증이나 기능 저하가 나타난다. 이와 같은 상태가 장기간 지속되면 산소와 영양의 공급이 적어져서 조직의 변화까지 오게 된다.

그런데 여기서 하나 더 생각해야 할 것이 있다. 물의 흐름이 적어진다고 구덩이를 인위적으로 막고 물길을 억지로 크고 세게 한다면 과연 좋은 일인가? 우리나라 금수강산이 4대 강 사업으로 인해 몸살을 앓고 있는 것은 주지의 사실이다.

엄마야 누나야 강변 살자,
뜰에는 반짝이는 금모래빛,
뒷문 밖에는 갈잎의 노래
엄마야 누나야 강변 살자.

- 김소월, 〈엄마야 누나야〉 중 -

　어렸을 적 기억을 떠올려보면 강에는 곳곳에 구덩이가 있었다. 장마가 져서 큰 물길이 지난 후 나락이 익을 무렵에 어른들이 양수기로 구덩이의 물을 빼고 나면 가물치, 메기, 잉어, 자라, 장어, 붕어 등이 가마니로 가득가득 담겨 나왔던 기억이 난다. 하나의 동네 축제였다. 그날은 남녀노소 막걸리에 평소에는 먹지 못하는 자라며 장어 등을 실컷 즐겼었다. 나도 덩달아 어른들 막걸리 심부름에 뛰어다니며 막걸리에 취하고 자연에 취하였다.

　큰 물길 사업으로 보와 댐을 만든 이후는 어땠는가? 금모래 밭이 사라지고 물고기들이 살아가야 할 구덩이가 없어져 떼로 죽어 나갔다. 맑고 깨끗해야 할 물이 녹조라떼가 되고 이상한 생물들이 넘실거리는 죽음의 강이 되지 않는가?

　사람의 몸도 마찬가지이다. 당장 힘들다고 수술을 해버리면 당장에 인위적인 척추 배열은 만들겠지만 근육과 인대, 신경의 손상은 필연적이다. 이러한 손상은 장기적으로 보면 결국 자연적인 신경과 혈액의 흐름을 방해하므로 우리 몸에 악순환의 고리를 만드는 것이다.

우리 몸은 천금보다
귀하디귀한 것이다

예부터 우리 몸은 금보다 더 귀하다고 하여 약 처방 이름에도 '불환금정기산(不煥金正氣散)'이라 하였다. 즉, 금과도 바꾸지 않는 약이라는 뜻이며, 천금탕(千金湯)이니 천금문무탕(千金文武湯)등 천금(千金)과 직결되는 처방이 많았다.

어찌 우리 귀한 몸을 돈과 연결시켜 생각할 수 있겠느냐마는 현 의료시스템은 돈과 직결되어 있다. 이러한 의료시스템은 다국적 제약회사와 의료인들의 카르텔을 형성하였고 이는 거대한 의료권력이 되어 신앙과 같은 존재가 되어가는 중이다. 나는 분명 이 하반신추(下盤伸椎)의 원리를 그들도 어느 정도는 알고 있으리라고 생각한다.

서양에서는 정골 의사와 카이로 닥터들이 의료의 한 축을 담당하고 있다. 앞으로도 골반·척추 변형 환자의 증가 폭에 비례하여 이들의 역할은 점점 커질 것이다. 하지만 단언하건대 올라간 골반을 먼저 내리지 못한다면 그들의 치료효과는 제한적일 수밖에 없다.

병은 치료하는 것도 중요하지만 예방하는 것이 최우선이요, 만고불변의 이치이다. 이미 병이 들고 나서 고치려면 돈도 돈이지만 거기에 들어가는 시간과 노력은 상상을 초월한다. 그래서 중요한 것이 병의 예방이다. 그리고 병의 예방에 있어 가장 중요한 것은 바로 골반과 척추이다. 이 하반신추(下盤伸椎)의 요법이야말로 병을 예방하는 첩경이며 생활습관의 중요한 축이다.

가까운 사람이 척추 수술 및 시술을 하였는데 효과도 없이 오히려 그전보다 더한 고통을 호소하는 것을 보았다면 이해가 조금이라도 될 것이다. 수술이 꼭 필요한 경우도 있다는 것은 저자도 익히 알고 있다. 대소변을 가리지 못하는 마미증후군이나 하지가 마비되는 심각한 증상 등을 가진 환자들은 수술이 필요하다. 하지만, 이와 같은 증상은 흔치 않다. 오히려 발가락과 발목이 마비되어 나타나는 풋드롭(Foot Drup) 상태의 환자들도 수술 없이 하반신추 요법으로 나아지는 것을 많이 경험하였다.

이름도 복잡한 여러 가지 시술들은 치료효과를 보장하지 못한다.

시술할 때 같이 사용하는 강력한 스테로이드와 진통제로 몇 달은 괜찮을 것이다. 그러나 그 약효가 떨어지면 다시 통증이 찾아온다. 또한, 시술을 거듭할수록 점점 그 약효가 나타나는 시간이 줄어든다. 스테로이드를 3회 이상 맞으면 그 주위 근육과 조직이 약해져 이 또한 문제가 된다.

이를 비추어볼 때 이제 우리 몸이 천금보다 더 귀한 존재임을 알고 신앙과 같이 거대한 권력을 지닌 현재의 의료시스템을 한 번쯤은 의심해보아야 한다. 의사들도 어찌 성심을 다하여 병을 고치고 싶지 않겠는가? 단지 그들 또한 배우고 익힌 것이 수술과 시술이라는 방법이니 그들에게 화살을 돌리기는 어렵다. 하지만 미국이나 서양에서의 척추 수술 비율이 약 5%라고 할 때, 우리나라는 50%가 넘어선다는 사실은 실로 안타깝지 않은가?

우리 몸은 하나다. 만약에 둘이라면 하나는 수술을 하고 하나는 척추 교정 등 보존치료에 맡겨보면 좋을 것이다. 그러나 이와 같은 상상은 이루어질 수 없다. 수술하면 빨리 회복되어 예전과 같은 몸으로 바로 돌아갈 수 있지 않을까 하는 마음에 보통 수술을 결정하지 않나 싶다. 더군다나 당연히 실손 보험이 된다 하니 그쪽으로 마음이 돌아서는 것은 어쩔 수가 없다고 생각한다. 하기야 아픈 당사자와 가족들도 오죽하면 수술을 결정하겠는가?

수많은 날을 고통에 몸부림치다가 시술과 수술을 한 후 시원해지는 허리, 목, 다리, 무릎의 변화가 고마운 상황도 많을 것이다. 하지만 환자가 젊고 살날이 많이 남았다면 몇 달 후, 일 년, 이 년 후, 오 년 후만 생각해도 문제가 달라진다.

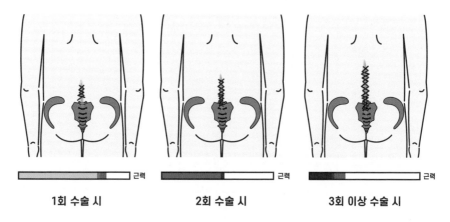

| 1회 수술 시 | 2회 수술 시 | 3회 이상 수술 시 |

그림 120 수술 한 번에 근력은 30%씩 약해진다.

그렇기 때문에 최대한 수술을 미루고 몸에 무리가 없는 자연스러운 치료방법을 강구하여야 한다. 내 몸은 천금보다 더 귀하다. 수술을 하면 척추 주위에 조직의 유착이 생겨서 나중에 치료가 어려워진다. 수술 한 번에 근력의 30%가 줄어든다고 생각하면 이해하기 쉬울 것이다. 두 번이면 근력의 50%가 줄어든다. 만약 세 번 한다면, 생각하기도 싫어진다.

수술하지 않아도 하반신추 요법을 잘 쓰면 통증과 질병이 없어지고 건강해질 수 있다. 모쪼록 하나밖에 없는 귀한 우리 몸이 무리 없이 안전하고 편안한 방법으로 통증과 질병에서 벗어나기를 빌어본다.

학창시절, 막혀 있는 유리창으로 나가려다 안타깝게 최후를 맞이하는 벌이나 파리 한 마리쯤은 본 적 있을 것이다. 하반신추로 보는 질병과 통증의 치료방법은 활짝 열려 있다. 열려 있는 문으로 날아가는 벌이나 파리들은 분명 홀가분하고 시원할 것이다.

空門不肯出: 활짝 열린 저 문을 마다하고
投窓也大痴: 굳게 닫힌 창문만을 두드리는구나.
百年鑽古紙: 백 년 동안 옛 종이를 뚫으려 한들
何日出頭期: 어느 때에 벗어나길 기약하리오.

– 신찬선사 –

의료인들도 마찬가지이다. 기존의 매뉴얼로 진료하는 것이 잘못되었다는 말이 아니다. 하지만 실제적인 치료에 있어서 골반과 척추를 배제하고는 완벽한 치료효과를 보기가 어려운 시대가 왔다. 기존의 매뉴얼로는 치료가 되지 않는다면 반드시 골반과 척추의 구조를 살펴서 우선적으로 바로잡아야 할 것이다.

현대인들은 생활습관의 변화로 인해 골반과 척추의 변형을 너무

나도 급작스럽게 겪는다. 저자가 보기에 십 년 전, 오 년 전에 비해 작금 현대인들의 골반과 척추는 놀라울 정도로 안 좋은 방향으로 빠르게 변형하고 있다.

구조는 기능을 지배한다.

우리가 인체의 구조를 바르게 세우지 아니하면 통증과 질병을 치료하기가 어려워진다. 기존의 치료방법으로는 구조의 이상에서 오는 통증과 질병의 치료는 한계가 있다. 골반을 내리고 척추를 바로 펴면 통증과 질병의 치료효과는 배가된다. 이는 환자를 위하는 길일뿐더러 본인의 자긍심을 높이는 길도 될 것이다.

요통 하나만 보더라도 《동의보감》에는 10종의 요통이 있으며 종류별로 치료하는 처방은 수없이 많다. 모든 이가 알다시피 병의 종류가 많고 치료방법이 많다는 것은 그만큼 치료하기가 어렵다는 말이 되겠다. 대부분의 요통은 골반이 올라가 척추 사이가 좁아져서 척수 신경이 압박받아 발생한다. 이때 압박을 받는 척수 신경을 풀어주어야 치료가 되는데 일차적인 치료는 바로 골반을 내려주는 것이다.

곡선은 신이 만든 선이고
직선은 인간이 만든 선이다

이 문장은 스페인의 위대한 건축가인 가우디가 한 말이다. 실제로 그는 자신의 건축물에 곡선의 묘미를 잘 살리는 것으로 유명하며 스페인 곳곳에 그의 건축물이 곡선의 우아미를 한껏 뽐내고 있다.

곡선과 직선을 사람의 몸, 특히 척추에 비교해보자. 실제로 갓난아이들은 전체가 곡선이다. 머리와 몸통이 둥글둥글하고 손과 발마저 둥글둥글한 곡선의 집합체이며 완성체이다. 그렇게 곡선으로 이루어진 갓난아이의 몸은 누가 보아도 아름다우며 사랑스럽다. 만져보고 싶고 쓰다듬고 싶은 마음이 든다.

몸의 라인을 만드는 데 가장 중요한 것도 바로 '골반과 척추의 곡선 라인'이다. 부드러우면서 하향 안정화된 골반과 요추의 전만이 잘된 허리가 제일 중요하다. 여기에 곧고 반듯한 흉추와 C라인을 유지한 경추에 의해 머리가 곧추세워진다면 최상이다. 신이 만들어 낸 곡선, 즉 S자 라인을 유지한 건강하고 아름다운 곡선을 지니고 싶다면 골반과 척추의 상태가 특히 중요한 것이다.

반대로 올라간 골반은 밋밋하고 탄력을 잃어버려 일자허리를 만든다. 이렇게 만들어진 일자허리는 구부정한 등을 만들고 구부정한 등은 일자목을 만들어 머리의 상태가 앞쪽으로 쏠리게 된다. 이렇게 되면 척추가 부드럽지 못하고 가골이 자라나 딱딱하게 되는 것이다. 올라간 골반, 일자허리, 구부정한 등, 일자목은 인간 본연의 건강한 라인을 잃어버리게 한다. 이는 바로 질병과 통증을 일으키는 원인이 되며 신이 만든 본연의 라인을 잃어버리므로 사람들이 보고 느끼기에 약간의 거리감이 생길 수도 있다. 사람은 죽을 때 몸이 경직되고 딱딱해진다. 갓난아이나 미녀들의 곡선이 아닌 직선의 형태를 가지는 것이다. 그러므로 직선이 아닌 곡선을 유지하려 애를 써야 한다.

우리 몸의 곡선은 골반과 척추가 만든다.
우리 몸의 직선도 골반과 척추가 만든다.

뼛골을
채우자

옛말에 '뼛골이 빠졌다'는 말이 있다.

이는 '골수가 약해졌다'는 의미다. '골 빈 사람'이라는 말도 있는 것으로 보아 정신력이 약해진다는 의미도 포함된다.

뼛골이 빠지면 정(精)이 허(虛)한 것이므로 기운이 약해지고 정신이 밝지 못하게 된다. 눈이 침침해지고 눈물이 말라 안구건조증과 눈 통증이 자주 온다. 두통과 어지럼증이 오며 코가 막혀서 숨이 깊게 안 쉬어진다. 귀가 약해져 티브이나 라디오를 보고 들을 때 소리를 크게 해야 들리며 이명과 난청이 오기 쉽다. 입과 혀가 마르고 치아가 들뜨고 아프며 구강점막에 자주 염증이 생긴다. 진수성찬이 앞에 있어도 밥맛이 없고 소화력이 떨어진다. 가슴이 답답해지고 심장이 두근거리며 조금만 걸어도 숨이 차고 기운이 없다. 허리와 무릎 등 삭신이 쑤시고 아프며 오래 걷지를 못한다. 소변과 대변이 시원치 않게 된다. 남자는 정력이 약해지고 여자는 생리불순과 더불어 피부가 거칠고 메마르게 된다. 잠이 잘 안 오고 악몽에 시달리며 우울증 및 피로감이 쉽게 온다. 손과 발 및 몸이 차가워지고 혈액순환이 안 된다.

골수에서는 적혈구, 백혈구, 혈소판 같은 혈액세포를 만든다. 골수에서 혈액을 만드니 뼛골이 빠졌다는 말은 바로 '혈액이 부족하다'라는 것을 의미한다. 산소와 영양분을 공급해주는 것이 바로 혈액이며, 혈액은 체온과 항상성을 유지시켜주는 기본물질이다.

흔히 뼛골이 빠졌다고 하면 골다공증을 생각하고 칼슘제나 칼슘이 많이 든 음식을 떠올린다. 틀린 말은 아니다. 하지만 **뼛골을 형성하는 기본물질은 콜라겐이라는 단백질**이다. 이는 고대 그리스어인데, 콜라겐의 '콜라'는 '접착제'를 의미하고, '겐'은 '생성한다'라는 의미를 가졌다. 콜라겐은 교원질이라고도 하는데 아교나 접착제와 같이 끈적거린다. 이 콜라겐에 무기물인 인과 칼슘이 결합되어 단단한 뼈를 형성하게 된다. 즉 아스팔트와 같은 콜라겐에 돌과 모래의 역할을 하는 인과 칼슘이 더해져 단단한 뼈가 이루어지는 것이다. 그러므로 뼛골을 채운다는 의미는 '콜라겐을 채운다'는 뜻으로 받아들여야 한다.

　또한 콜라겐은 뼈, 연골, 힘줄, 인대, 손톱, 피부와 같은 결합 조직의 주성분이며 각막, 혈관, 내장, 추간판 및 치아의 상아질의 주성분이기도 하다. 그래서 뼛골을 채워준다는 의미는 바로 우리 몸에서 절대적으로 필요한 단백질을 보충시켜야 한다는 말이 되겠다. 단백질은 음식으로부터 얻어야 하는데 식물성 단백질과 동물성 단백질이 있다. 같은 단백질의 양을 흡수하는 데 있어 식물성 단백질보다는 동물성 단백질의 흡수력이 월등하다. 또한, 육류보다는 어류가 흡수력이 좋은데 수성화(水性化)가 빠르기 때문이다. 이는 무슨 말인가 하면 물에 넣고 끓이면 육류보다 어류가 물과 같은 형태로 녹는 시간이 빠르다는 점이다. 이는 우리가 섭취하였을 때 위장관에서의 흡수가 빠르다는 것을 의미한다.

　골다공증 환자들의 척추를 보면 흉추 6번부터 요추 1번까지가 굽어 있는 경우가 많다. 이는 골다공증과 영양의 소화·흡수가 밀접하게 연관되어 있다는 것을 말해준다. 즉 골다공증을 극복하려면 영양의 흡수, 그중에서도 양질의 단백질 흡수가 필수불가결하다. 그리고 이 또한 흉추 6번부터 요추 1번까지의 소화기에 해당하는 식도, 췌장, 간, 위, 십이지장의 기능을 관장하는 척추의 구조를 바로잡음으로써 해결해야 한다.

양질의 단백질을 많이 함유한 음식은 어류로는 붕어, 잉어, 향어, 추어(미꾸라지), 장어, 문어, 낙지 등이 있다. 육류로는 염소, 소고기(특히 우족), 닭발(자연적으로 기른, 잠을 잔 산 닭), 황구, 말고기 등이 좋다. 한약으로는 평위산. 사물탕, 쌍화탕, 십전대보탕, 육미지황탕 등을 쓰는데 위에 열거한 동물성 단백질과 함께 쓰면 효과가 탁월하다. 이때 녹용을 넣어서 쓰면 금상첨화이다. 단 현대인들은 스트레스가 많아서 열이 많은 경향이 있으므로 열을 식힐 수 있는 약재를 더하면 좋다. 당연히 열이 많은 사람들은 인삼이나 홍삼 등을 삼가야 할 것이다.

그런데 한의학을 폄하하는 일부 양의사들은 근거중심의학(EBM)에 한약은 절대로 맞지 않는다는 논리로 환자들에게 무조건적으로 한약을 복용하지 말라고 티칭을 하고 있는 현실이다.

2018년 노벨생리의학상을 수상한 혼조 다스쿠 교토대학 의대교수는 이렇게 말했다.

교과서에 써 있는 것을 믿지 않습니다. 항상 의심을 가지고 사실은 어떻게 되어 있는가 하는 마음을 소중히 해야 합니다. 항상 《네이처》나 《사이언스지》에 수록되는 연구의 90%는 거짓말이라 생각합니다. 우선 논문이라든지 하는 텍스트를 믿지 않고 내 눈으로 확신할 때까지 연구하는 겁니다. 그것이 나의 과학에 대한 기본적인 방법입니다. 즉 자신의 머리로 생각하고 납득할 수 있을 때까지 연구하는 것입니다.

그들이 과학이라고 하는 것도 결국은 불안정한 확신을 의미한다. 하지만 저자는 순수한 경험에 기반한 연구결과를 여러분께 이야기하고 있다. 올라간 골반을 내리고 요추를 전만시켜서 굽은 등을 펴주면 대부분의 통증과 질병이 호전되었다. 이때 뼛골을 채우는 한약(보정제)을 같이 복용하면 훨씬 회복이 빨랐다. 또한, 보정제를 복용하면 제대로 된 숙면을 취하게 되고 얼굴의 붉은 기운이 없어진다. 약 오천 명 정도의 환자를 상대로 유의미한 결과를 가졌음을 확신하니 이것이 과학이 아닌가 하는 생각이 든다.

우리가 먹는 양약을 보자. 새로운 신약이 하루가 멀다 하며 나오고 있지만 심각한 부작용으로 퇴출되는 양약의 수량도 갈수록 늘어나고 있다.

당신은 항생제를 먹여 키운 오리와 한약재를 먹여 키운 오리 중에 어떤 오리를 먹겠는가? 자연산 회를 먹을 것인가? 아니면 항생제를 먹인 양식 회를 먹을 것인가? 한약재 먹인 소고기를 먹고 싶은가? 아니면 항생제 먹인 소고기를 먹고 싶은가? 항생제 먹인 오리, 회, 소고기는 싫어하면서 왜 항생제나 진통제, 소염제는 거부감 없이 복용하는지 묻고 싶다.

한약 찌꺼기를 비료로 쓰면 나무가 잘 자라고 과일이 커지며 고추, 상추 등이 잘 자라지 않는가? 양약이 남은 건 폐기물 처리를 해야 한다. 보도로는 4대 강이 항생제로 오염되었다고 하니 하수구나 땅에다 약을 버리면 안 된다. 양의사들도 한약의 간독성에 대해 열변을 토하면서 한방삼계탕이나 백숙, 한방오리, 한방갈비찜은 좋아한다. 이는 유구한 역사를 통하여 이어지는 유전자의 본능이 좋아하는 것이다.

한약의 역사는 2000년이 넘게 우리와 함께하고 있다.

고금의 의사들은 많은 유형의 환자를 치료했던 경험으로 의서를 지을 때 진실을 쓰려고 노력했을 것이다. 그러하다면 지금까지 내려오는 의서들은 어쨌든지 본인이 경험하고 확신이 들어서 남긴 기록물이다. 저자 또한 수없이 경험하고 확신이 들어서 이 책을 펴내는 것이다.

역사의 진실은 위대하다. 2000년이 넘도록 사용되고 있는 한약이 바로 근거중심의 의학이다. 단 몇 년, 몇 개월도 못 버티고 수많은 부작용으로 인해 역사의 뒤안길로 사라진 양약들의 존재는 과연 앞으로 누가 기억할 것인가.

저자한테 오는 환자분들 대다수가 한약을 복용하지 않으려고 한다. 그 이유는 다음과 같다.

첫째, 절대로 한약을 복용하지 말라고 양의사들에게 티칭을 받았기
　　　때문이다.

둘째, 한약을 많이 복용하였지만 큰 효과를 보지 못했으므로 한약
　　　에 대한 실망감이 크기 때문이다.
셋째, 전에 한약을 복용하면서 간수치가 올라가는 등의 부작용을
　　　겪었기 때문이다.
넷째, 한약만 복용하면 복통, 설사, 두통 등 알레르기를 일으키기
　　　때문이다.

　이중 넷째 이유를 가진 사람은 천 명 중 두세 명 정도인데 이 경우는 어찌할 도리가 없다. 하지만 다른 환자분들은 하반신추 요법을 시행하면서 뼛골을 채우는 한약을 같이 복용하니 확실히 효과가 빨랐다. 또한 교정하는 동안 몸살이 적으면서 잠을 잘 자게 되므로 대부분 열심히 복용하는 편이었다.

　교정을 하다 보면 각종 혈액수치가 좋아지면서 통증이 줄고 질병이 나아지게 된다. 그러다 보면 거부하던 한약을 자연스럽게 복용하게 되니 이는 자리이타(自利利他)로 한의사로서 보람을 느낀다.

　예전에 울산의 조선소에서 연구원으로 종사하던 분이 환자로 와서 했던 이야기가 있다. 척추를 교정할 때 뼛골이 빠진 사람은 삐거덕거리는데(몸살에 걸리면서 여기저기 아프다고 함) 이때 뼛골을 채워야 몸살이 적고 빨리 치료가 된다는 이야기였다. 그때 그분이 긍정하며 말하길 배를 만들 때 강판과 강판을 나사로 박아 조여서 만드는데 이

때 윤활유를 쓰지 않고 나사를 박고 조이면 겉은 멀쩡해 보여도 안에서 강판이 우그러져서 못쓰게 된다고 한다. **우리 몸에서 윤활유의 역할을 하는 것이 바로 뼛골을 채우는 한약**이라고 말하고 싶다.

《골반을 내려야만 척추가 산다》는 저자가 경험한 임상을 토대로 하여 가감 없이 작성한 기록물이다. 이 글을 읽고 단 한 사람이라도 원인을 알 수 없는 병마의 고통에서 벗어날 길을 찾는다면 더 이상 바랄 게 없다. 아직도 수많은 환자들이 원인을 알 수 없는, 잘 낫지 않는 통증과 질병으로 인하여 오늘도 수없이 많은 병원을 전전하면서 시간적, 재정적, 심리적으로도 고통받고 있다. 그동안 약 5,000명의 환자들의 척추를 촉진하면서 느낀 바 확실한 것은 우리가 알고 있는 통증과 질병의 8~90%는 우리 몸의 근간인 척추로부터 비롯되며, 척추를 올바르게 치료하면 만성적인 통증과 질병으로부터 벗어날 수 있다는 것이었다.

다시 말하지만, 척추 변형의 1차적 원인은 올라간 골반에 있다. 즉 올라간 골반을 내리고 척추를 반듯이 세우면 우리 몸의 항상성을 회복하는 것을 반복적으로 경험하였다. 물론 이 방법만으로 모든 병을 치료할 수는 없다. 또한 세균 및 바이러스에 의한 감염성 질환과 유전자의 결핍이나 이상에 따른 선천적인 질환은 그 원인을 정확히 찾아서 치료해야 한다.

모든 병은 합리적인 진단과 거기에 따른 빠르고 올바른 치료가 선행되어야 한다. 이는 시대정신이며, 앞으로 많은 의료인들이 연구를 거듭하여 누구나 쉽고 안전하게 치료를 받을 수 있는 시대의학으로 발전시켜야 할 부분이다.

분명 통증과 질병의 원인이 **'올라간 골반과 틀어지고 꼬여진 척추'**에 있는데 다른 방법으로 의료시술이 이루어지지는 않나 하는 우려감이 앞서는 것은 사실이다. 지금 이 순간에도 척추에 대한 성급하고 불필요한 시술과 수술이 이루어지고 있다. 《골반을 내려야만 척추가 산다》를 통해 보다 많은 분들이 '우리 몸의 통증 및 질병'이 '척추'와 어떠한 상관관계가 있는지 이해하고, 바른 척추와 골반을 위한 근본적인 치료를 받아 건강한 일상으로 복귀를 하였으면 하는 바람뿐이다.

《골반을 내려야만 척추가 산다》는 저자의 첫 번째 책《뼈는 거짓말하지 않는다》에 이은 두 번째 책이다. 골반과 척추로 인한 통증과 질병에 대해 보다 더 쉽게 설명하기 위해 노력했다. 그리고 많은 분들이 궁금해하셨던 골반과 척추 관리에 도움이 되는 올바른 자세와 집에서도 쉽게 따라 할 수 있는 운동 요법에 대해서도 담았다.

이제부터는 아픈 환자분들의 몫이다.

혹시나 지금 치료하는 방법이 본인의 통증과 질병에 효과가 없거나, 원인 모르는 통증과 질병에 시달리고 있다면, 골반과 척추의 문제를 한 번쯤 생각해보시길 꼭 권하고 싶다.

올라간 골반을 내리고 척추 사이의 공간을 확보해서 신경의 흐름을 원활하게 하여 통증과 질병을 자연적으로 치료하는 이 '**하반신추**(下盤伸椎)**요법**'이 통증과 질병의 원인을 모르는 채 헤매는 아픈 사람들에게 조금이나마 도움이 되었으면 한다. 마지막으로 평생을 관리하는 혈압과 당뇨와 같이 **우리의 골반과 척추도 평생을 관리하여야 한다는 것**을 말하고 싶다. 골반과 척추는 나의 산 역사이다. 나의 역사를 훌륭하게 써 내려간다는 마음가짐으로 단시간의 효과에 만족하지 않고, 생활 속에서, 끊임없이 관리하도록 하자!

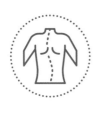

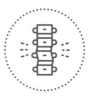
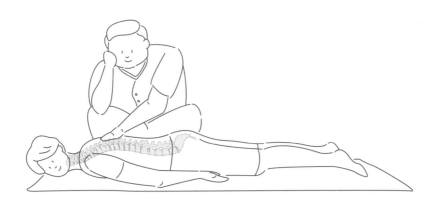

골반을 내려야만 척추가 산다

만병을 다스리는 핵심, 우리 몸의 기둥 척추

초판 1쇄 발행 2020. 12. 8.
    2쇄 발행 2022. 11. 1.

지은이 박진영
그린이 박소현
펴낸이 김병호
펴낸곳 주식회사 바른북스

편집진행 한가연
디자인 최유리

등록 2019년 4월 3일 제2019-000040호
주소 서울시 성동구 연무장5길 9-16, 301호 (성수동2가, 블루스톤타워)
대표전화 070-7857-9719 | **경영지원** 02-3409-9719 | **팩스** 070-7610-9820

•바른북스는 여러분의 다양한 아이디어와 원고 투고를 설레는 마음으로 기다리고 있습니다.

이메일 barunbooks21@naver.com | **원고투고** barunbooks21@naver.com
홈페이지 www.barunbooks.com | **공식 블로그** blog.naver.com/barunbooks7
공식 포스트 post.naver.com/barunbooks7 | **페이스북** facebook.com/barunbooks7

ⓒ 박진영, 2022
ISBN 979-11-6545-246-9 93510